MEDICINA ORIENTAL
TEORIA E PRÁTICA

Editora Appris Ltda.
1.ª Edição - Copyright© 2025 dos autores
Direitos de Edição Reservados à Editora Appris Ltda.

Nenhuma parte desta obra poderá ser utilizada indevidamente, sem estar de acordo com a Lei nº 9.610/98. Se incorreções forem encontradas, serão de exclusiva responsabilidade de seus organizadores. Foi realizado o Depósito Legal na Fundação Biblioteca Nacional, de acordo com as Leis nos 10.994, de 14/12/2004, e 12.192, de 14/01/2010.

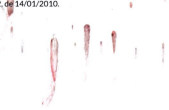

Catalogação na Fonte
Elaborado por: Dayanne Leal Souza
Bibliotecária CRB 9/2162

K611m
2025
	Kishimoto, Akira (岸本 晟著)
	    Medicina oriental: teoria e prática / Akira Kishimoto (岸本 晟著). – 1. ed. – Curitiba: Appris, 2025.
	    234 p. ; 23 cm.
	
	    Inclui referências.
	    ISBN 978-65-250-7825-0
	
	    1. Acupuntura. 2. Moxabustão. 3. Yawara-Seitai. I. Kishimoto, Akira (岸本 晟著). II. Título.
	
	                                                                                                                                                                                            CDD – 615.831

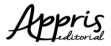

Editora e Livraria Appris Ltda.
Av. Manoel Ribas, 2265 – Mercês
Curitiba/PR – CEP: 80810-002
Tel. (41) 3156 - 4731
www.editoraappris.com.br

Printed in Brazil
Impresso no Brasil

Akira Kishimoto
岸本 晟著

MEDICINA ORIENTAL

TEORIA E PRÁTICA

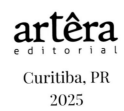

Curitiba, PR
2025

FICHA TÉCNICA

EDITORIAL	Augusto V. de A. Coelho
	Sara C. de Andrade Coelho
COMITÊ EDITORIAL	Ana El Achkar (Universo/RJ)
	Andréa Barbosa Gouveia (UFPR)
	Jacques de Lima Ferreira (UNOESC)
	Marília Andrade Torales Campos (UFPR)
	Patrícia L. Torres (PUCPR)
	Roberta Ecleide Kelly (NEPE)
	Toni Reis (UP)
CONSULTORES	Luiz Carlos Oliveira
	Maria Tereza R. Pahl
	Marli C. de Andrade
SUPERVISORA EDITORIAL	Renata C. Lopes
PRODUÇÃO EDITORIAL	Bruna Holmen
REVISÃO	Camila Dias Manoel
DIAGRAMAÇÃO	Luciano Popadiuk
CAPA	Carlos Pereira
REVISÃO DE PROVA	Alice Ramos

AGRADECIMENTOS

Ao Dr. Koshiro Nishikuni, neurocirurgião, doutor em Ciências pela Faculdade de Medicina da USP, *fellowship* na Osaka University Medical School-Japão, presidente do Hospital Japonês Santa Cruz, presidente do Instituto de Pesquisa e Ensino Santa Cruz (Ipesc), pelas orientações, sugestões e a revisão técnica deste livro.

Ao colega Kunio Nagai, engenheiro-agrônomo, formado pela Escola de Agricultura Luiz de Queiroz/USP, pelo apoio e incentivo durante o período profissional na agricultura, desde a minha chegada ao Brasil.

À Sr.ª Anais Murakami e ao Sr. Tatsuro Murakami, pela tradução da língua japonesa para o português.

Ao Sr. Takaaki Amano, pelo intenso trabalho de revisão, digitalização e formatação deste livro.

À Prof.ª Mariene Maeda, pela revisão gramatical.

À Beatriz Emi Kishimoto, pelos ajustes finais.

À memória de meus pais.
À minha esposa, Yasue, dedicada companheira ao longo de 60 anos.
Aos meus filhos, Carlos Shogi e Nelson Koutaro.
À minha nora, Maria, e aos meus netos, Letícia, Beatriz e Vitor Akio.

PREFÁCIO

O que fez com que um homem com uma carreira sólida e brilhante como engenheiro agrônomo, responsável por trazer ao Brasil uma inovadora tecnologia de melhoramento genético de hortaliças do Japão, mudasse sua trajetória?

Um trágico acidente automobilístico deixou sua esposa com trauma na coluna, acarretando uma dor intratável pela medicina tradicional. O amor do Sr. Kishimoto pela esposa o fez tomar coragem de mudar drasticamente de profissão: do campo de plantações à clínica. Para que ele mesmo pudesse tratá-la, passou a se dedicar ao seu aperfeiçoamento em medicina oriental.

A trajetória dele lembra a história da imigração japonesa no Brasil. Os primeiros imigrantes japoneses foram ao campo e introduziram as terapias de "an-ma" (massagem) e "yaito" ou "ôkyu" (moxa). A palavra "moxa" foi uma das primeiras da terapia japonesa a compor o dicionário de língua portuguesa ("moxa" é oriundo da palavra "mogussa", do idioma japonês; o radical *mo-* provém de "moeru", que significa queima, e "gussa", que significa erva).

Lembro-me da minha infância, em que meu pai, após sair do ofurô, me pedia para fazer o "kata-tataki" — uma massagem lúdica em que as crianças cantam e realizam a percussão e a compressão dos músculos dorsais. O "kata-tataki" não se resume a uma mera massagem, mas é a demonstração do sentimento de amor, carinho e gratidão. Acredito que esse mesmo sentimento levou o autor à grande mudança em sua trajetória de vida.

Este livro, *Medicina oriental: teoria e prática*, foi baseado nas anotações de tratamentos aplicados em seus pacientes ao longo dos 28 anos de prática. Foram fundamentadas em consolidadas referências bibliográficas sobre medicina oriental. A obra, ricamente ilustrada, acrescenta informações para a compreensão do texto, possibilitando grande aprendizado, graças à sua rica experiência.

Koshiro Nishikuni M.D., Ph.D.
Presidente do Hospital Japonês Santa Cruz.
Presidente do Instituto de Pesquisa e Ensino Santa Cruz.
Vice-presidente do Instituto de Moralogia do Brasil.

NOTA DE UM COMPANHEIRO

Meu primeiro encontro com o Akira Kishimoto foi quando ele veio ao Brasil como estagiário da Faculdade de Agronomia de Hyogo, em 1962. Ele foi-me apresentado pelo colega Masayoshi Tanaka, formado na mesma faculdade e que estava trabalhando comigo na Seção de Fomento Agrícola da Cooperativa Agrícola de Cotia.

Em 1968, criamos a empresa Agroflora, de melhoramento genético e produção de sementes de hortaliças, onde Akira lançou os primeiros híbridos de couve-flor, utilizando a técnica genética de autoincompatibilidade, além de muitos trabalhos de melhoramentos de cultivares importantes. Depois, deixamos a empresa e criamos outra, chamada Tanebras, para dar continuidade aos trabalhos de melhoramento genético e produção de sementes de alta qualidade. Akira criou, então, o híbrido da berinjela Nápoli, que até hoje é a mais cultivada pelos agricultores. Além disso, novos cultivares foram colocados à disposição dos produtores de todo o país.

Em 1988, deixamos a Tanebras, e Akira foi se dedicar à orientação técnica dos agricultores na empresa Technes. Em 1992, fui trabalhar na mesma empresa e Akira ensinou-me as técnicas de adubação baseada na análise química completa do solo e na extração pela cultura. Essa técnica, ainda inédita na época, foi trazida do Japão, em 1996, pelo professor Dr. Koya Yamazaki. E hoje utilizo essa mesma técnica para ajudar os agricultores na solução de seus problemas.

Em 2008, publicamos juntos o *Manejo do solo e adubação*, editado pelo Instituto de Pesquisas Técnicas e Difusões Agropecuárias da Jatak.

Em 2018, viajamos juntos ao Japão para conhecer as técnicas de agricultura orgânica do professor Shigeru Yassuda, na província de Hyogo.

Em 2020, publiquei com o Akira o manual *Novas técnicas agrícolas japonesas*, editado pela Sociedade Brasileira de Cultura Japonesa e de Assistência Social, em São Paulo.

Desde que Akira passou a se dedicar à medicina oriental, tornei-me seu cliente e, sempre que preciso, submeto-me a seu tratamento.

Desde 1968, sinto-me privilegiado pela longa amizade com Akira.

Eng.º Agr.º Kunio Nagai
ESALQ-USP-1961

NOTA DO AUTOR

Dedico este livro à alma do Mestre Asaji Suzuki

Imigrei para o Brasil em 1965 e trabalhei como engenheiro agrônomo por 31 anos, dos quais os últimos 5 anos foram dedicados ao uso da medicina oriental (medicina alternativa), tratando de fazendeiros em várias partes do Brasil para adquirir experiências terapêuticas.

Em julho de 1973, estava dirigindo um carro durante um temporal em uma estrada próxima do KM-67 ao norte da cidade de Atibaia, quando um forte vendaval fez com que o carro deslizasse e caísse em um barranco.

Por causa desse acidente, minha esposa teve que se submeter a uma cirurgia na coluna.

Com o passar do tempo, ela começou a sentir dores na região lombar e na perna direita. Procurei então um terapeuta sobre o qual havia recebido boas referências. Para curá-la, ela se submeteu a um tratamento por vários dias junto comigo.

Encontrar um bom profissional na área, no entanto, não era nada fácil. Decidi, então, que eu mesmo tentaria curá-la, sendo o seu massoterapeuta. Em 1991, aos 51 anos, comecei a estudar medicina oriental.

Felizmente, naquela época, eu conheci o Mestre Asaji Suzuki, presidente da Associação Nacional para o Desenvolvimento da Medicina Oriental do Brasil (Andemo). Tive a sorte de ser seu aprendiz por um período na clínica em que ele atuava, localizada em Mogi das Cruzes, São Paulo. Aprendi o método de cura "Yawara" pelo processo do professor Suzuki (Yawara Seitai), por meio do qual pude curar vários pacientes.

"Se fizermos isso com o mesmo pensamento e a mesma técnica, obteremos os mesmos resultados de tratamento", declarou o Mestre Suzuki, que tinha 50 anos de experiência como terapeuta.

O Mestre Suzuki dava prioridade máxima à correção da coluna vertebral, pois todas as doenças, segundo ele, começariam na coluna vertebral. O tratamento Suzuki parte da correção da coluna por meio da aplicação de força, do uso dos dedos para pressionar e de ferramentas de madeira. Empenhei-me muito para assimilar todo o seu ensinamento.

A terapia de Yawara Seitai — trabalho corporal suave transmitida pelo Mestre Suzuki — é derivada das artes marciais dos samurais, cuja história tem cerca de 300 anos e é única no Japão.

Yawara é uma técnica na qual o guerreiro luta contra vários inimigos com as próprias mãos, sem armas, no campo de batalha, concentrando-se em capturar o inimigo sem matá-lo ou feri-lo, além de proteger a si mesmo e a seus aliados.

Seitai é uma técnica que alivia a rigidez e a fadiga muscular alinhando e corrigindo a coluna vertebral e a pelve, que formam o centro de apoio do corpo. O objetivo é melhorar não só o equilíbrio do corpo como também o desconforto físico.

O método Suzuki de correção da coluna vertebral com terapia corporal suave baseia-se em uma série de manipulações e massagens nas quais uma forte pressão é aplicada ao longo dos músculos na posição prona. Elas visam soltar os músculos e regular o sistema esquelético.

Na Andemo, também tive a oportunidade de aprender acupuntura, moxabustão, shiatsu e acupuntura "Ryodoraku" computarizada. Obtive uma licença como acupunturista do Instituto de Acupuntura do Estado do Rio de Janeiro e estudei acupuntura e moxabustão no estilo japonês no Dojo (academia) de Acupuntura e Moxabustão presidido por Yoshihiro Odo. Gostaria de expressar minha sincera gratidão a todos os professores que aprimoraram minha formação. Depois disso, em 1996, aos 56 anos de idade, mudei minha carreira de engenheiro agrônomo para terapeuta de acupuntura e moxabustão.

Neste ano, 28 anos se passaram desde que eu abri a Clínica Kishimoto em São Paulo.

Por isso, achei importante e necessário registrar e divulgar neste livro os casos e os tratamentos aplicados desde o estabelecimento da clínica. Além de estudar vários livros, considerei minhas próprias experiências e progresso nos tratamentos.

Acredito que devemos viver de forma independente e dar o melhor de nós todos os dias, sem ter a necessidade de precisar dos cuidados diários de outra pessoa e sem negligenciar nossas dores e outros problemas.

No entanto, se formos além de nossa força física em nossas atividades diárias ou cairmos na rua, nosso corpo poderá ser afetado e sofreremos dores em algum lugar. Não devemos deixar esses problemas sem tratamento, mas tomar as medidas adequadas para nos ajudar a alcançar a longevidade com saúde.

O corpo humano é formado por 206 ossos, 400 músculos esqueléticos para movimentá-lo, por ligamentos que conectam os ossos aos ossos, tendões que conectam os músculos aos ossos, além do encaixe requintado das articulações que permitem ao corpo se mover livremente. Entretanto, quando o corpo humano sofre alguma distorção ou sente dor, é necessário corrigir essa distorção ou eliminar a dor, normalizando o fluxo de energia e o sangue. Uma das opções é a medicina oriental, e seu uso ativo é recomendado.

Por não ter recebido nenhuma educação médica especializada, receio que possa haver, na descrição contida no livro, alguns pontos nem sempre precisos. Meus conhecimentos são frutos de ensinamentos recebidos de grandes mestres. Ficarei muito grato se você, leitor, puder dar sua opinião sincera e se, de alguma forma, eu puder ajudar os praticantes da medicina oriental, de terapias alternativas ou qualquer outra pessoa que padeça de qualquer tipo de dor física.

Autor

SUMÁRIO

PARTE 1

SESSÃO DE DADOS 23

1.1 Inflamação e dor 25

   1.1.1 Inflamação é a ação do corpo de cicatrizar feridas 25

   1.1.2 Há quatro sintomas de inflamação 25

1.2 Processo de cicatrização de tendões e ligamentos danificados. 27

   1.2.1 Introdução 27

   1.2.2 Processo de cicatrização de tendões e ligamentos. 29

   1.2.3 Fase inflamatória. 32

   1.2.4 Fase de desenvolvimento 33

   1.2.5 Tecido cicatricial 33

   1.2.6 Fase de remodelação 34

1.3 Processo de cicatrização de ossos danificados (fraturas) 34

   1.3.1 Visão geral das fraturas. 34

   1.3.2 Mecanismo de percepção da dor 36

   1.3.3 Fase inflamatória. 37

   1.3.4 Fase de reparo. 37

   1.3.5 Fase de remodelação 37

1.4 As funções dos dedos 38

   1.4.1 Introdução. 38

   1.4.2 Funções 38

1.5 O cérebro e os dedos da mão 40

   1.5.1 Introdução. 40

   1.5.2 Homúnculo de Penfield 42

   1.5.3 Diagrama de travessia do cone. 44

   1.5.4 Novos métodos de reabilitação e treinamento 45

1.6 Método de medição do comprimento das pernas 45

1.7 Exemplos de incapacidade de restaurar a posição da articulação do quadril. 46

   1.7.1 Introdução. 46

   1.7.2 Caso real. 46

1.8 Fase dos pés, posição da pelve e dos ombros 47

   1.8.1 Esqueleto correto. 47

1.9 Diagrama da terapia dinâmica Isogai 49

1.9.1 Explicação do desalinhamento do corpo humano. 49

1.10 Método de autocorreção para subluxação da articulação do quadril (Movimento de rotação das coxas) 52

1.10.1 Introdução. 52

1.10.2 Método de correção do deslocamento anterior da articulação do quadril 53

1.10.3 Método de correção do deslocamento posterior da articulação do quadril 53

1.11 Exame do alcance do movimento do pescoço. 54

1.11.1 Importância do pescoço. 54

1.11.2 Importância da amplitude do movimento do pescoço. 54

1.12 Desalinhamento das vértebras (subluxação), relação entre vértebras e doenças 55

1.12.1 Introdução. 55

1.12.2 Desalinhamento do corpo e suas doenças. 55

1.13 Segmento de pele do nervo espinhal. 59

1.13.1 O que é um segmento de pele (dermátomo) 59

1.14 Dor física e dormência. 61

1.15 Relação entre dor e depressão. 62

1.15.1 Depressão. 62

1.15.2 Dor e nervos autonômicos. 63

1.16 A estreita relação entre o crânio e a pelve 63

1.16.1 Relação 63

1.16.2 Aplicação prática 64

1.17 Solução dos sintomas da dor no crânio 65

1.17.1 Técnica para o crânio 65

1.18 Autoexperiência com o movimento do crânio 65

1.18.1 Movimento do crânio. 65

1.19 Moxabustão para "Zusanli" (ST-36) 足三里 e maratonas 66

1.19.1 Moxabustão e força das pernas através de "Zusanli" (ST-36) 足三里 66

1.19.2 Exemplos de testes reais 66

1.20 Novas pesquisas de moxabustão 68

1.21 Tuberculose pulmonar e tratamento com moxabustão 69

1.21.1 Introdução. 69

1.21.2 Aumento de bactérias resistentes 70

1.21.3 Exemplos na África 70

1.21.4 Dicas para práticas no lar 71

1.21.5 Terapia de estimulação dos pontos eficientes 74

1.21.6 Introdução à moxabustão 76

1.22 Técnica de moxabustão do Mestre Asaji Suzuki 78

1.23 Fundamentos da terapia por moxabustão 80

1.23.1 Definição de moxabustão 80

1.23.2 Tipos de técnicas de moxabustão 80

1.24 Função das pernas e dos pés 81

1.25 Ossos do pé 82

1.25.1 Número de ossos do pé 82

1.25.2 Funções dos ossos do pé 83

1.26 Anormalidade do pé é a causa de doenças 84

1.26.1 O peso é suportado em seis pontos em ambos os pés 84

1.26.2 Reflexo neural a partir dos pés 85

1.26.2.1 Pé e corpo inteiro 85

1.27 Entorse do tornozelo 87

1.27.1 Introdução.. 87

1.27.2 Ligamentos 87

1.27.3 O distúrbio da Articulação Temporomandibular (ATM) causado
por entorse de tornozelo 89

1.27.4 Sequelas deixadas por entorse do tornozelo 89

1.28 Acupuntura com moxabustão 90

1.28.1 O que é a acupuntura com moxa? 90

1.28.2 Exemplos de excesso de tratamento térmico com acupuntura e
moxabustão 93

1.29 Como identificar os pontos de acupuntura 95

1.29.1 Introdução 95

1.29.2 Tipos de pontos de acupuntura (meridianos) 95

1.29.3 Como identificar pontos de acupuntura 97

1.30 Notas complementares 98

1.30.1 Origem da moxa e sua introdução no Japão.............................. 98

1.30.2 O que é "mogussa"?.. 98

1.30.3 O Japão atribui mais importância à moxabustão do que a China......... 99

1.30.4 A quantidade (dose) de estimulação por moxabustão....................101

1.30.5 Tipos de moxabustão 102

1.30.5.1 Moxabustão direta... 102

1.30.5.2 Moxabustão sem cicatriz.. 104

1.30.6 Instrumentos usados no Centro de Tratamento Kishimoto 107

PARTE 2

SESSÃO DE TRATAMENTO 109

2.1 Ordem do tratamento 111

  2.1.1 Formulário do paciente: conteúdo. 111

  2.1.2 Fluxo do tratamento 113

2.2 Técnicas práticas de tratamento 116

  2.2.1 Como identificar o desalinhamento corporal 116

  2.2.2 Avaliação da posição do pé (posição supina) 117

    2.2.2.1 Verificar subluxação da articulação do quadril pela posição do pé 117

    2.2.2.1.1 Posição normal do pé 119

    2.2.2.1.2 Deslocamento anterior 119

    2.2.2.1.3 Deslocamento posterior 119

    2.2.2.1.4 Deslocamento posterior do quadril e adução do pé 119

    2.2.2.1.5 Resumo 120

    2.2.2.2 Medidas corretivas para restaurar a perna direita encurtada ao
seu comprimento original 120

    2.2.2.2.1 Diagrama da terapia dinâmica Isogai (Figura 4) 120

    2.2.2.2.2 Articulação do quadril pela terapia Yawara Seitai-Ordem do alinhamento . .122

2.3 A prática de tratamento 124

  2.3.1 Tratamento de dores de cabeça 124

    2.3.1.1 Tratamento da cefaleia latejante 124

  2.3.1.2 Tratamento de cefaleia de "dor localizada" 127

  2.3.2 Tratamento de enxaquecas 129

    2.3.2.1 Sintomas descritos na consulta (23 de julho de 2018) 129

    2.3.2.2 Detalhes do tratamento. 129

    2.3.2.3 Resultado do tratamento. 130

  2.3.3 Tratamento da restauração facial. 131

    2.3.3.1 Desvio facial à direita 131

    2.3.3.2 Desvio do septo nasal. 134

    2.3.3.2.1 Tratamento do desvio de septo nasal à esquerda 134

    2.3.3.2.2 Tratamento do desvio de septo à direita 137

  2.3.4 Sinusite crônica. 139

    2.3.4.1 Sintomas. 139

    2.3.4.2 Hipótese. 140

    2.3.4.3 Tratamento da sinusite crônica. 141

  2.3.5 Tratamento da dor nasal. 142

  2.3.6 Tratamento da dor na parte posterior do olho direito 143

  2.3.7 Tratamento de lesão por síndrome do chicote. 143

2.3.8 Tratamento da amigdalite com moxabustão (técnica especial) 144

2.3.8.1 O que são amígdalas? 144

2.3.8.2 Amigdalite 145

2.3.8.3 Moxabustão especial para amigdalite 145

2.3.8.4 Posição da moxabustão 146

2.3.8.5 Tamanho da moxa 146

2.3.9 Tratamento por moxabustão direta 146

2.3.9.1 Tratamento de fissuras ósseas 146

2.3.9.2 Tratamento de fratura do rádio do pulso esquerdo 148

2.3.9.3 Tratamento da dor no dorso do pé 149

2.3.9.4 Tratamento da dor no local da fratura da tíbia esquerda 149

2.3.10 Tratamento de verruga seborreica 150

2.3.10.1 O que é uma verruga seborreica? 150

2.3.11 Tratamento de verruga no rosto 151

2.3.12 Tratamento de bócio 153

2.3.13 Escoliose 154

2.3.13.1 Sintomas e causas 154

2.3.13.2 Hipóteses e demonstrações com base na experiência clínica 155

2.3.13.2.1 Hipótese da causa da escoliose 155

2.3.13.2.2 Demonstração do tratamento da escoliose 156

2.3.14 Cifose 163

2.3.14.1 Sintomas 163

2.3.14.2 Hipótese da causa da cifose 163

2.3.14.3 Tratamentos 163

2.3.15 Lesão labral do quadril esquerdo 167

2.3.15.1 O que é lesão labral 167

2.3.15.2 Tratamento da lesão labral do quadril esquerdo 168

2.3.16 Dores no pé 171

2.3.16.1 Alinhamento de subluxação do pé e de entorse no tornozelo pelo método
Suzuki: terapia Yawara Seitai 171

2.3.16.2 Tratamento de entorse no tornozelo 173

2.3.16.3 Neuroma de Morton 174

2.3.16.4 Tratamento da dor no tornozelo 178

2.3.16.5 Dor no tendão de Aquiles 179

2.3.16.5.1 O que é o tendão de Aquiles? 179

2.3.16.5.2 Tratamento da dor no tendão de Aquiles 179

2.3.16.6 Fascite plantar e esporão do calcâneo 181

2.3.16.6.1 Localização da fascite plantar e do esporão do calcâneo 181

2.3.16.6.2 Tratamento da fascite plantar 182

2.3.16.7 Esporão do calcâneo 183

2.3.16.7.1 O que é esporão do calcâneo?... 183

2.3.16.7.2 Tratamento de esporões do calcâneo................................. 184

2.3.16.8 Tratamento do inchaço devido a fratura do metatarso 189

2.3.16.9 Tratamento de joanete...191

2.3.16.10 Tratamento de fissuras nos ossos do dedo do pé 191

2.3.16.11 Tratamento da fissura no maléolo lateral 193

2.3.16.12 Causa e tratamento natural de varizes................................. 194

2.3.16.12.1 Causa das varizes.. 194

2.3.16.12.2 Tratamento natural de varizes 196

2.3.16.12.2.1 Fortalecimento da panturrilha ("segundo coração") 196

2.3.16.12.2.2 Método Suzuki de terapia com bandagem elástica 197

2.3.16.12.2.3 Tratamento com bandagem elástica pelo método Suzuki............. 202

POSFÁCIO 215

BIOGRAFIA DO MESTRE ASAJI SUZUKI 217

BIOGRAFIA DO AUTOR 223

TÉCNICAS UTILIZADAS NOS TRATAMENTOS 225

TRATAMENTOS 227

REFERÊNCIAS 229

Parte 1

1. SESSÃO DE DADOS

1.1 Inflamação e dor

Em 8 de maio de 1995, visitei o antigo Hospital International Hazama de Fontes Térmicas, que tratava de reumatismo em baixas temperaturas, na província de Oita, Japão, sob a orientação de um amigo meu, o Sr. T.

Durante a visita, uma médica me ajudou a entender o que seria a dor física. Essa compreensão é muito útil para entender os princípios básicos do tratamento.

1.1.1 Inflamação é a ação do corpo de cicatrizar feridas

Diversas vezes ouvimos a palavra "inflamação", que, muitas vezes, é chamada de inchaço. Esse fenômeno, chamado de "cicatrização de feridas", é descrito em livros acadêmicos como "ação do corpo para curar feridas".

Nenhum outro fenômeno físico, no entanto, é tão mal compreendido pelo público em geral.

1.1.2 Há quatro sintomas de inflamação

Esse conhecimento é fundamental para quem estuda alguma forma de medicina. Os quatro sintomas básicos são:

1. Vermelhidão;
2. Calor;
3. Inchaço;
4. Dor.

Entretanto, é importante saber exatamente o que esses quatro sintomas significam e se perguntar: O que significa inflamação? Inflamação é um sintoma do corpo?

A inflamação é caracterizada pela vermelhidão ao redor da ferida e pelo calor. Quando o sangue para de correr, como no caso de uma pessoa morta, o corpo torna-se frio e pode ocorrer uma mudança no tom da pele.

Assim, os sintomas da inflamação decorrem do fato de o sangue ser vermelho e quente. E a vermelhidão significa que o sangue ao redor da ferida está fluindo melhor.

Quanto ao inchaço ou protuberância, é importante observar se há elasticidade, isto é, se, com a pressão do dedo, a pele retorna rapidamente à sua forma original. Caso contrário, a condição é denominada "edema".

A essência do "inchaço" é o "enriquecimento capilar". Os capilares são os vasos sanguíneos pequenos e finos que se aproximam mais das células. Quando esses vasos estão cheios de sangue e tensos, eles são chamados de "hiperemia". Esses capilares, compostos apenas por uma fina camada de parede, são elásticos porque estão cheios de água, não significando que não haja sangue neles.

Há muito sangue fluindo para dentro das artérias para acompanhar a vazão às veias. Por analogia, os capilares incham com a mesma lógica de uma vala que transborda com a chuva forte. Assim, os três sintomas da inflamação — vermelhidão, calor local, inchaço — são todos causados pelo aumento da circulação do sangue ao redor da ferida.

A dor é causada pela escassez de oxigênio na área afetada. As células estão sufocando e sofrendo. Isso é puramente economia elementar, uma questão de oferta e demanda. No caso das contas domésticas, é uma questão de renda e despesa.

Em média, o corpo é composto de 37 trilhões de células, e cada uma delas respira. Essa respiração absorve o oxigênio dissolvido no sangue. Assim, quando há escassez de oxigênio, a dor ocorre. Voltando à analogia de oferta e procura ou das contas domésticas, pode-se dizer que, quando o sangue não está entrando e o oxigênio está baixo, isso equivale ao suprimento insuficiente, à renda insuficiente. E, quando as células trabalham muito e utilizam muito oxigênio, equivale ao aumento da demanda ou das despesas. Essas são as duas categorias principais. Em ambos os casos, ocorre o "grito" de dor da célula. Isso pode acontecer em qualquer parte do corpo, em quaisquer órgãos, sejam eles estômago, intestinos, pele, olhos, músculos e articulações ósseas. O único lugar onde não há dor é no cérebro.

Resumindo o que foi dito até agora: quando o corpo é ferido, é capaz de desencadear uma resposta no sistema vascular, interrompendo o fluxo sanguíneo, podendo haver ruptura, contração e subsequente dilatação dos vasos. Ou, quando as células começam a trabalhar intensamente para curar a ferida e não há sangue suficiente, ou seja, com a falta de oxigênio, surge a dor. A dor não se manifesta imediatamente após o ferimento, porque ainda há oxigênio no sangue. No entanto, quando as células ficam sem oxigênio, elas percebem que há algo errado em seu ambiente. E a resposta a isso é a dor.

Naturalmente, o mais importante é responder à falta de oxigênio e amenizar o sofrimento, para que mais sangue seja bombeado para a área onde haja escassez de oxigênio. Estes são os primeiros sinais de inflamação: vermelhidão, calor e inchaço.

Portanto, a sensação de dor não ocorre simplesmente devido ao inchaço, pelo contrário, o inchaço é uma resposta do corpo para atenuar a dor decorrente da falta de oxigênio. Deveríamos reconhecer o esforço do nosso corpo ao "inchar" como uma estratégia para aliviar a dor associada à escassez de oxigênio.

O corpo é algo que Deus criou perfeito. Portanto, não há nada negativo que aconteça ao corpo; são apenas respostas e defesas do nosso organismo.

Em relação à inflamação, significa apenas que, quando uma situação anormal — como entorse, contusão ou cortes — ocorre em um corpo perfeito, uma ação de emergência tenta solucionar a anormalidade. Quando a inflamação se torna crônica devido a necrose celular ou alterações nas propriedades das paredes dos vasos sanguíneos, surge uma disfunção local, considerada como um quinto sintoma inflamatório.

1.2 Processo de cicatrização de tendões e ligamentos danificados

1.2.1 Introdução

O tendão e os ligamentos são tecidos conjuntivos, caracterizados por uma alta densidade regular de fibras de colágeno, dispostas de maneira organizada. Essa organização proporciona resistência e inelasticidade a esses tecidos. O colágeno é uma proteína fibrilar que desempenha um papel fundamental na formação de estruturas como cartilagem, tendões e outros tecidos similares no corpo animal. A qualidade fibrilar do colágeno confere à pele uma notável resistência contra rompimentos quando sujeita a fortes tensões. Esse atributo é essencial para garantir a integridade estrutural e funcional dos tendões e ligamentos, uma vez que são responsáveis pela transmissão eficiente de forças e pela estabilidade das articulações:

Figura 1 – Tecido Conjuntivo denso, tendões (esquerda) e ligamentos (direita)

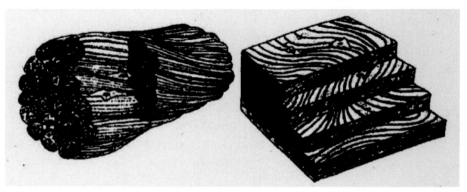

Fonte: TSURUIKE, (2001, p. 149-157)

Os tendões e ligamentos, além de desempenharem funções estruturais e biomecânicas cruciais, apresentam complexidades sensoriais. Ambos possuem terminações nervosas sensíveis à dor, contribuindo para a percepção e resposta a estímulos nocivos. Os tendões, responsáveis por conectar os músculos aos ossos, destacam-se por sua resistência à ruptura quando submetidos a forças intensas.

Essa resistência é atribuída à densidade e à organização das fibras colágenas, conferindo-lhes robustez e capacidade de suportar cargas mecânicas consideráveis. Em resumo, a função dos músculos é movimentar o esqueleto por meio de contrações e alongamentos coordenados.

Os ligamentos, feitos de tecido conjuntivo e mais densos que os tendões (Figura 1), são estruturalmente semelhantes aos tendões. Os ligamentos têm o papel crucial de conectar ossos a outros ossos em uma articulação, fornecendo suporte estrutural e estabilizando a relação posicional entre eles (Figura 2).

Figura 2 – Relação entre músculos, ossos, tendões e ligamentos

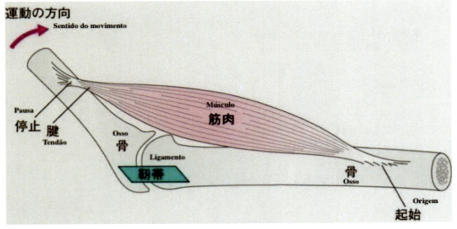

Fonte: SPORTS DREAM (2018, p. 1)

A estrutura do tecido conjuntivo denso consiste em fibroblastos e matriz extracelular, constituída de fibras e substâncias intersticiais. As fibras representam 20% a 30% da composição total, enquanto as fibras elásticas correspondem a menos de 2%. A matriz extracelular, composta por substâncias intersticiais (líquido), constitui 70% a 80% do tecido conjuntivo denso.

1.2.2 Processo de cicatrização de tendões e ligamentos

Pode-se dizer que o processo de cicatrização dos tecidos conjuntivos densos, como tendões e ligamentos, é uma reforma das fibras de colágeno.

O tropocolágeno é a unidade estrutural básica (molécula) das fibras de colágeno, que são constituídas de dois tipos de aminoácidos; um deles forma ligações cruzadas (*cross links*), estruturas que se ligam dentro e entre moléculas de tropocolágeno. A Figura 3 é um diagrama esquemático que mostra a estrutura hierárquica do tendão, com 20% a 30% sendo compostos de fibras de colágeno; e 70% a 80%, de material intersticial (líquido).

Figura 3 – Diagrama esquemático mostrando a hierarquia da estrutura dos tecidos dos tendões

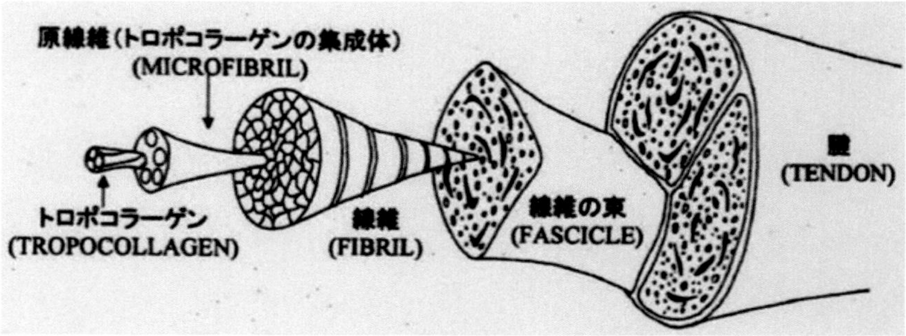

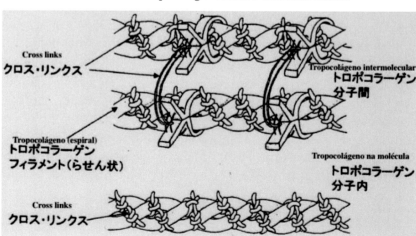

Fonte: TSURUIKE, (2001, p. 149-157)

A Figura 4 mostra um diagrama esquemático de ligações cruzadas (*cross links*), que são fortes feixes intra e intermoleculares de moléculas de tropocolágeno. Após a lesão fibrótica, a formação de ligações cruzadas é um fator importante para o processo de cura. Por exemplo, o tecido conjuntivo denso normal é caracterizado por robustas ligações cruzadas, conferindo-lhe resistência e flexibilidade. As fibras danificadas, por outro lado, mostram uma diminuição ou ausência dessas ligações.

Figura 4 – Diagrama esquemático de ligações cruzadas que unem fortemente moléculas de tropocolágeno intra e intermoleculares

Fonte: TUSRUIKE, (2001, p. 149-157)

A cura desse tecido conjuntivo requer um suprimento adequado de sangue, uma vez que esse tecido tem um fornecimento de sangue insuficiente.

A junção músculo-tendão, ou a membrana mais externa do tendão, é irrigada por vasos sanguíneos, glândulas linfáticas e até nervos, enquanto a junção osso-tendão é coberta por fibrocartilagem e tem uma irrigação limitada por alguns capilares.

Além disso, o sinóvio, rico em capilares, responsável por secretar constantemente pequenas quantidades de líquido sinovial para suavizar o movimento articular, envolve os tendões, mas não fornece um suprimento sanguíneo. Isso faz com que tanto os tendões quanto os ligamentos tenham uma baixa capacidade regenerativa.

Entretanto, como outros tecidos, eles têm um processo de cicatrização, que inclui três fases: a fase inflamatória, a proliferativa e a de remodelação.

Durante o processo de cicatrização, ocorre primeiro uma reação vascular em resposta ao trauma, seguida por uma reação química e depois por uma reação celular. Após a reação inflamatória, os fibroblastos sintetizam proteínas fibrosas, resultando na formação de fibras de colágeno.

Então, as fibras regeneradas, ou tecido cicatricial (uma porção degenerada que permanece na pele após a cicatrização da ferida), são formadas e dão origem a uma matriz extracelular. A seguir (Figura 5), um diagrama esquemático mostrando o processo de coagulação, fagocitose e tensão na proliferação de fibroblastos e a reforma das fibras de colágeno durante o processo de cicatrização dos tendões e dos ligamentos.

Figura 5 – Diagrama esquemático do processo de cicatrização de tendões e ligamentos

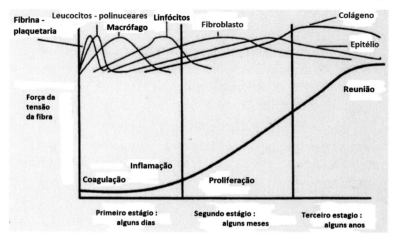

Fonte: TUSRUIKE, (2001, p. 149-157)

1.2.3 Fase inflamatória

A fase inflamatória é uma resposta vascular aguda, geralmente durando de dois/três dias a duas/três semanas. Os danos às fibras de colágeno e a hemorragia interna ativam o sistema de coagulação do sangue. O fluido extracelular causa inchaço como resultado da dilatação dos vasos sanguíneos na área lesada, levando à permeabilidade vascular. Na fase inflamatória, o volume de sangue na área lesada é reduzido e a permeabilidade vascular é aumentada. A entrada de células leucêmicas multinucleadas leva à quebra do colágeno danificado. A fase inflamatória precoce termina quando a área danificada é controlada pela fagocitose de macrófagos decorrentes de células monocitárias. Durante o período inflamatório, a área danificada é submetida a um estado de escassez de oxigênio chamado hipóxia, e a atividade dos macrófagos nesse estado pode contribuir para o surgimento de novos vasos sanguíneos a partir dos preexistentes, processo frequentemente associado à fase inflamatória tardia. Esses novos vasos sanguíneos, originados por angiogênese, desempenham um importante papel na redução do edema.

De forma geral, o período inflamatório pode ser descrito como um evento preparatório para as fases de proliferação celular e remodelação da fibra de colágeno, que são essenciais para responder aos danos dos tecidos e para se desenvolver no processo de reparo.

Na área danificada, a vasoconstrição e a resposta imune observada no início do processo resultam em um estado de hipoxia. Os sinais de uma resposta inflamatória incluem hemorragia interna, calor, edema e dor. O resfriamento é eficaz no tratamento da fase inflamatória, com o objetivo de inibir o metabolismo dos tecidos em vez de regular a circulação sanguínea.

1.2.4 Fase de desenvolvimento

Após a fase inflamatória, a área lesada passa para a fase proliferativa, que não difere marcadamente da fase inflamatória e, dependendo do grau de lesão, e começa 48 horas após a lesão e dura de seis a oito semanas. Nessa fase, ocorre a proliferação do fibroblasto. A fagocitose por macrófagos expulsa aminoácidos e monossacarídeos que, por sua vez, alimentam a proliferação de fibroblastos para sintetizar os substratos. A atividade dos macrófagos e o período de proliferação celular, portanto, estimulam a angiogênese. Como se forma uma nova membrana capilar na área lesada, a pressão arterial aumenta, e oxigênio e nutrientes são fornecidos. Como resultado, fibras de colágeno começam a ser sintetizadas. Isso ocorre de quatro ou cinco dias após o ferimento. Uma ou duas semanas após a lesão, a ligação cruzada aumenta na área lesada, o que resulta em um forte empacotamento das fibras de colágeno.

1.2.5 Tecido cicatricial

O tecido cicatricial, comumente denominado de "cicatriz", é composto por tecido de granulação fibrótica e desempenha um papel importante no processo de cura. A formação de cicatrizes é essencial para o reparo das fibras de colágeno na área danificada. O aumento da síntese das fibras de colágeno depende da extensão da cicatriz. Esse tecido protege a região afetada, contribuindo para o processo de regeneração. À medida que as cicatrizes amadurecem, as fibras de colágeno tornam-se mais densas.

Em outras palavras, a transição da fase proliferativa para a fase de remodelação prossegue sob a proteção do tecido cicatricial. Na fase final da proliferativa, os miofibroblastos procuram subcutaneamente retrair a área danificada. A retração, causada por forças centrífugas superficiais, e a retração, que puxa toda a área danificada, persistem até que as fibras normais de colágeno ao redor resistam.

Essa atividade específica de miofibroblastos é importante para reduzir o tamanho da área danificada.

O curso dos eventos durante a fase proliferativa inclui:

1. Atividade fagocítica;
2. Aumento dos fibroblastos;
3. Angiogênese;
4. Síntese de estroma e colágeno;
5. Atividade miofibroblasto;
6. Regressão de cicatrizes, seguida da fase de remodelação.

1.2.6 Fase de remodelação

A fase de remodelação começa 17-28 dias após a lesão e dura de vários meses a vários anos.

A diferença decisiva entre a fase de proliferação e a de remodelação é a formação de fibras de colágeno em tecido conjuntivo funcional, que também é mais resistente ao estresse.

A fase de remodelação é o período após a retração da cicatriz pelos miofibroblastos que emergem após a lesão e dão origem a desmossomos (estruturas de ligação celular). Como resultado, os desmossomos desenvolvidos (estruturas adesivas às células) permitem alongamentos consideráveis entre as células. A atividade dos miofibroblastos também reduz o tamanho da cicatriz.

Durante a fase de remodelação, o excesso e a senescência do tropocolágeno são expulsos do corpo como resíduos solúveis. Nessa fase, o processo de remoção de fibras antigas e a produção de novas fibras ocorrem mais rapidamente do que antes da lesão.

A tensão do tecido conjuntivo curativo é aumentada durante a fase de remodelação. Um ano após a lesão, estima-se que apenas 70-80% da função estrutural e biológica original seja recuperada.

1.3 Processo de cicatrização de ossos danificados (fraturas)

1.3.1 Visão geral das fraturas

A classificação das fraturas de acordo com o tipo é ilustrada na Figura 6.

Das fraturas, a de fissura (denominada incompleta) é objeto de tratamento por acupuntura e moxabustão.

Figura 6 – Classificação das fraturas de acordo com o tipo

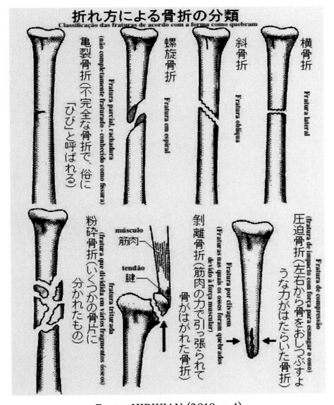

Fonte: HIBIKIAN (2018, p. 1)

Normalmente, quando tecidos como pele, músculos, tendões, ligamentos e órgãos internos são danificados, o "tecido cicatrizado" substitui o tecido saudável e trabalha para curar a área lesada. Em relação ao osso danificado, não é o tecido cicatricial, mas o "novo tecido ósseo" que o substitui. O novo osso que se desenvolve durante o processo de reparo da fratura é conhecido como calo (osso provisório).

O processo de cura de uma fratura é dividido em três fases: a inflamatória, a de reparo e a de remodelação.

1.3.2 Mecanismo de percepção da dor

A sensação de dor é transmitida pelos nervos. No caso de uma fratura, a dor geralmente está relacionada a danos no periósteo, a membrana que cobre os ossos, ou nos músculos e ligamentos circundantes. Esses danos ativam os nervos, enviando sinais de dor ao sistema nervoso central e resultando na experiência dolorosa. O osso em si não sente dor porque não possui receptores de dor. Diz-se que o periósteo é a parte mais sensível do corpo humano à dor. Os danos a ele causam dor intensa (Figura 7).

Figura 7 – Corte transversal de um osso

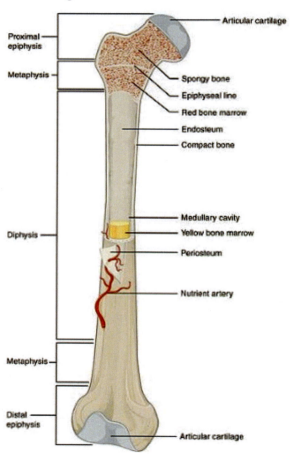

Fonte: ANATOMY OF LONG BONE (2013, p. 1)

1.3.3 Fase inflamatória

Durante a fase inflamatória, células do sistema imunológico desempenham o papel crucial de remover tecidos moles danificados, fragmentos ósseos e sangue hemorrágico interno. Essa fase, que é acompanhada pelo inchaço e pela dor ao redor da fratura, atinge seu auge em dois a três dias.

1.3.4 Fase de reparo

A fase de reparo tem início nos primeiros dias após a fratura e se estende por algumas semanas a vários meses. Durante esse período, ocorre a formação gradual do calo ósseo, que inicialmente não contém cálcio. Após três a seis semanas, esse osso temporário passa por calcificação, tornando-se mais duro e resistente.

1.3.5 Fase de remodelação

A restauração do osso dura meses. Durante esse período, tanto a forma como a estrutura original do osso são restauradas. É pouco provável que, durante essa fase, o osso seja fraturado novamente.

Pode-se sentir dor no osso regenerado quando se aplica pressão sobre ele. Na Figura 8, é possível verificar o processo de reparo após uma fratura reparada pelos processos 1-4.

Figura 8 – Processo de reparo associado à fratura

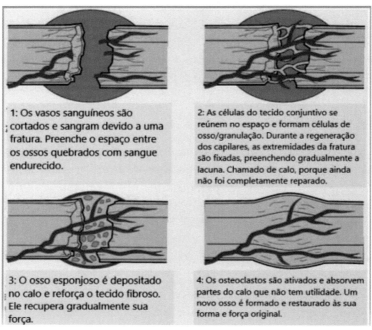

Fonte: KAZUNA (2016, p. 1)

1.4 As funções dos dedos

1.4.1 Introdução

Em acupuntura, moxabustão e Yawara Seitai, é extremamente importante o terapeuta conferir a sensação das pontas dos dedos para que ele detecte os pontos de acupuntura, as áreas doloridas e inchadas da pessoa tratada.

A seguir, algumas descrições úteis retiradas do livro *Acabar com a senilidade: técnica de "Shiatsu"*, de Tokujiro Namikoshi (1997, p. 121).

1.4.2 Funções

Os dedos são altamente sensíveis, com inúmeros terminais de nervos sensoriais distribuídos em toda a extensão.

Nas impressões digitais, encontramos os "corpos menores", responsáveis pela sensação de toque. Já os "corpos de Pacini" percebem a pressão, representando a sensação tátil mais intensa, enquanto o nervo sensorial chamado "corpos de Krause" é responsável por sentir o calor.

Além disso, cada um dos cinco dedos (equipado com diferentes receptores nervosos) desempenha um papel único:

- Dedo polegar (primeiro dedo): Sensível a objetos pontiagudos;
- Dedo indicador (segundo dedo): Sensível a diferenças sutis desde objetos macios e emplumados a objetos duros e cerdosos;
- Dedo médio (terceiro dedo): Sensível à pressão, sensação particularmente bem desenvolvida para captar a firmeza e a forma dos objetos;
- Dedo anelar (quarto dedo): Sensível particularmente ao calor;
- Dedo mindinho (quinto dedo): Suas terminações nervosas livres fazem esse dedo ter uma mistura das funções dos demais dedos.

No livro *Prática do teste de O-ring bi-digital*, seu autor, E. Omura (1986, p. 99), informa que, no corpo humano, os campos eletromagnéticos são fortemente emitidos pelas pontas dos dedos das mãos, principalmente entre a unha e a carne.

É claro que o campo eletromagnético também é emitido pelas palmas das mãos, mas sua amplitude é menor do que a dos dedos. Esse fenômeno também pode estar fortemente envolvido na ação do qigong (=気功), em que uma forte energia elétrica é emitida a partir das pontas dos dedos. Em qualquer caso, as sensações dos dedos devem ser consideradas (Imagem 1).

Imagem 1 – Dedos das mãos

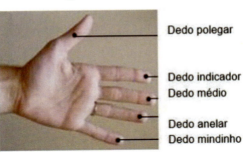

Fonte: Dedos. (2025. p.1)

1.5 O cérebro e os dedos da mão

1.5.1 Introdução

Segundo pesquisas ainda válidas hoje, realizadas por Wilder Penfield, um neurocirurgião canadense nascido no final do século XIX e pioneiro na elucidação do funcionamento do cérebro, esse órgão, que comanda as atividades do corpo humano, controla o movimento das mãos e das pontas dos dedos. A área central que emite os comandos motores que movimentam todos os músculos do corpo é chamada de córtex motor. As informações de toda a pele (dor, temperatura, pressão, vibração, toque), articulações e músculos do corpo chegam a esse córtex somatossensorial antes de qualquer processamento.

A superfície lateral do cérebro é dividida em quatro grandes lóbulos, cujas funções são as seguintes:

- Lóbulo occipital: Processamento visual;
- Lóbulo parietal: Integração sensorial, movimento;
- Lóbulo temporal: Audição, linguagem falada, memória, emocional;
- Lóbulo frontal: Planejamento e execução.

Cada lóbulo está interligado e se estimula mutuamente, promovendo o contínuo desenvolvimento da inteligência (Figuras 9 e 10).

Figura 9 – Estrutura do córtex cerebral

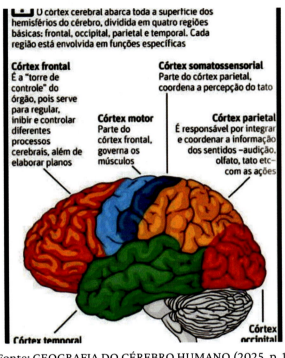

Fonte: GEOGRAFIA DO CÉREBRO HUMANO (2025, p. 1)

Figura 10 – Localização cerebral da medula oblonga

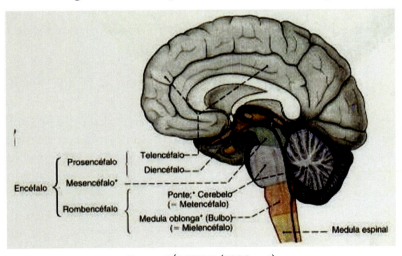

Fonte: CÉREBRO (2025, p. 1)

Figura 11 – Diagrama de correspondência das partes do corpo de Penfield

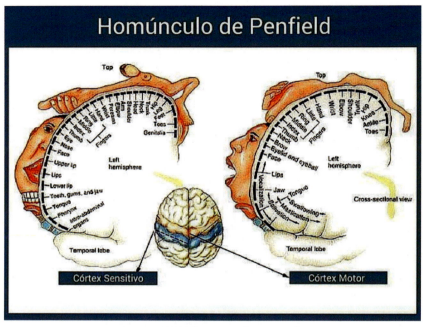

Fonte: HOMÚNCULO (2024, p. 1)

Nos córtices motor e somatossensoriais, as partes correspondentes do corpo estão dispostas, mas, observando-se a proporção da mão (Figura 11), esta ocupa uma área muito maior do que as outras partes do corpo, especialmente no córtex motor, apesar de sua forma menor. Os dedos da mão são dez vezes maiores do que os dos pés.

1.5.2 Homúnculo de Penfield

O diagrama correspondente às várias partes do corpo de Penfield é tornado mais compreensível visualmente pelo boneco conhecido como Penfield's Homunculus (anão) na imagem da Figura 12. Isso significa que a informação sensorial e motora das mãos e lábios é muito importante na percepção humana de um objeto ou coisa.

Figura 12 – Anão de Penfield

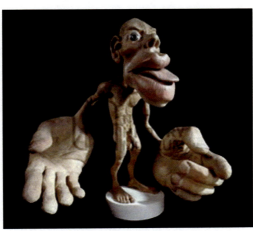

Fonte: ANÃO DE PENFIELD (2020, p. 1)

Figura 13 – Diagrama de passagem de cone

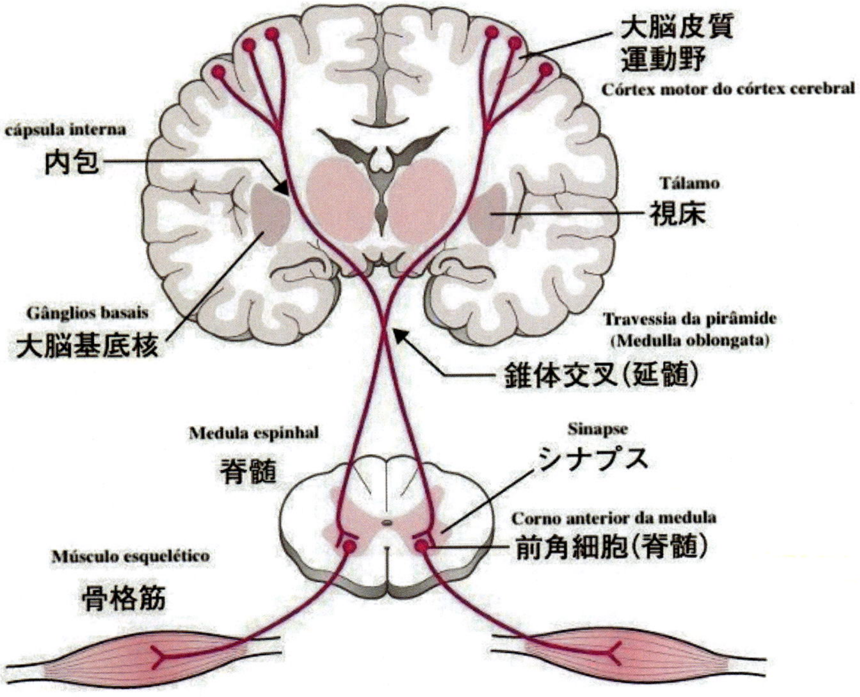

Fonte: DIAGRAMA DE PASSAGEM DE CONE (2025, p. 1)

A mão e o cérebro humano estão intimamente ligados pelos nervos. O movimento da mão é o resultado das atividades das células nervosas na região do córtex motor, responsável pela mão. Os neurônios motores fazem um caminho a partir do tronco cerebral, onde são, em sua maioria, atravessados na região piramidal medular do pescoço, descendo pela medula espinhal até os neurônios no tecido muscular dos músculos voluntários. Esse caminho é chamado de trajeto piramidal (Figura 13). Já foi demonstrado que simplesmente dobrar e esticar o dedo indicador da mão direita aumenta em 10% o volume de sangue em todo o cérebro. Os sentidos do tato são mais agudos na ponta dos dedos. Os dedos mais sensíveis são o indicador, que percebe as diferenças sutis entre penas macias e cerdas, e o médio, cujo sentido em relação à pressão é particularmente desenvolvido, tanto que consegue agarrar objetos com firmeza. O movimento constante das pontas dos dedos e o envolvimento de grande área do cérebro ajudam a manter o cérebro jovem, prevenindo o declínio das atividades mentais.

1.5.3 Diagrama de travessia do cone

Em minha experiência, corrigir a segunda vértebra cervical resultou algumas vezes em um ajuste do comprimento das pernas. Por exemplo, no caso de uma mulher de 81 anos de idade com a perna esquerda medindo 92 cm; e a direita, 90 cm. Solicitei à paciente deitar-se de costas e me posicionei atrás de sua cabeça, aplicando pressão com o polegar esquerdo na parte externa subluxada da segunda vértebra cervical à esquerda. Como resposta, o comprimento das pernas direita e esquerda igualou-se a 91 cm.

Nesse exemplo, a segunda vértebra cervical esquerda foi empurrada para a posição normal e a perna direita reagiu. Considerando a causa dessa reação, isso pode representar um cruzamento esquerda-direita do segundo nervo cervical (Figura 13). Isso pode ser explicado pelo fato de que a maioria (70-90%) das fibras nervosas deixa o cruzamento do córtex motor cortical (comissura motora) nas pirâmides da medula oblonga e percorre o cordão lateral (10%-30% não se cruzam), onde são direcionadas aos músculos esqueléticos pelos nervos motores centrífugos.

Em outras palavras, a diferença no comprimento das pernas provocou uma inclinação da pelve e compressão dos nervos que saem das vértebras lombares 4 e 5, desencadeando assim uma inflamação, consequentemente, resultando em dor ciática. No caso da mulher acima, a ciática foi causada por uma posição anormal (desalinhamento) da segunda vértebra cervical. Em vista disso, ao se tratar de um paciente, é essencial reconhecer a interconexão completa do corpo. Todas essas conexões exercem influência umas sobre as outras, destacando a complexa integração do organismo.

1.5.4 Novos métodos de reabilitação e treinamento

Habitualmente, quando um lado do corpo está paralisado devido a uma hemorragia cerebral ou derrame cerebral, o método de treinamento convencional é mover o lado paralisado. O método do Dr. Masaharu Yoshio, diretor adjunto do Hospital de Reabilitação Senri, no entanto, é exatamente o oposto do convencional, visando recuperar a função cerebral por meio do lado não paralisado.

Dessa forma, o cérebro começa a substituir a área danificada, podendo eventualmente o lado paralisado também se mover (NHK Tameshite Gatten, 22/05/2019). Isso pode ser compreendido pelo fenômeno das comissuras piramidais na medula oblonga.

1.6 Método de medição do comprimento das pernas

Como se mede o comprimento das pernas? Conforme se observa na Figura 14, a medida é tirada do umbigo até o maléolo medial. Uso esse método para comparar o comprimento do pé entre o direito e o esquerdo, com bons resultados (Imagem 2). Por exemplo, se o pé direito for deslocado posteriormente, ele vai ter de 1 a 2 cm menos do que o esquerdo.

Figura 14 – Método de medição do comprimento

Imagem 2 – Medição real das perna

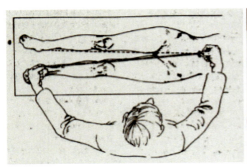
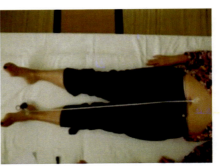

Fonte: HOPPENFELD (1984, p. 161)

Fonte: o autor

1.7 Exemplos de incapacidade de restaurar a posição da articulação do quadril

1.7.1 Introdução

Com relação à subluxação da articulação do quadril, é necessário levar em conta se ela é adquirida ou congênita. Porque, se o acetábulo e a cabeça femoral, que formam a articulação do quadril, estiverem fundidos por alguma razão, impedindo a rótula de alcançar o peito e a articulação do quadril de descansar em um ângulo de 90° em relação ao tronco, o reparo não será possível. Além disso, devido a uma fratura da epífise durante a idade escolar, ela pode ser mais curta que a da parte saudável, e o comprimento da tíbia e do fêmur podem diferir entre as pernas esquerda e direita (ver Figura 15).

Figura 15 – (A) Comprimento da tíbia   (B) Comprimento do fêmur

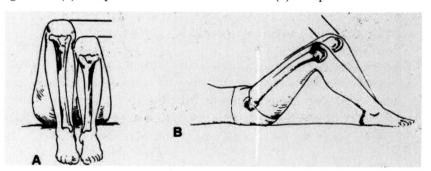

Fonte: HOPPENFELD (1984, p. 161)

1.7.2 Caso real

A paciente EK (56 anos, 1,45 m, 49 kg) usava o calçado esquerdo 5,5 cm mais alto (Imagem 3), porque sua perna esquerda era 4 cm mais curta que a direita (Imagem 4). As radiografias pélvicas mostram problemas com os ossos da nádega esquerda, displasia pélvica da nádega esquerda, insuficiência acetabular esquerda desde o nascimento, com a cabeça femoral movendo-se para cima (Imagem 5) e uma rótula curta esquerda na posição supina (Imagem 6).

Imagem 3 – Calçado esquerdo 5,5 cm mais alto que o direito

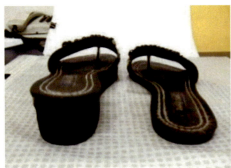

Fonte: o autor

Imagem 4 – Perna esquerda 4 cm curta do que a direita

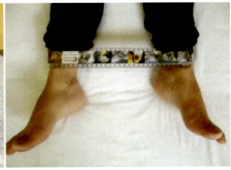

Fonte: o autor

Imagem 5 – Deslocamento da cabeça superior esquerda do fêmur

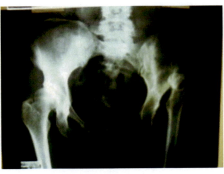

Fonte: o autor

Imagem 6 – Joelheira esquerda curta do que direita

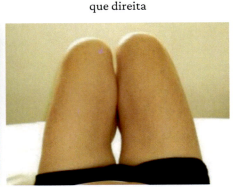

Fonte: o autor

1.8 Fase dos pés, posição da pelve e dos ombros

1.8.1 Esqueleto correto

Ao contrário de muitas outras articulações, a do quadril é relativamente profunda no corpo e não pode ser tocada a partir da superfície do corpo. A articulação do quadril é composta pelo acetábulo que abriga a cabeça femoral. No centro do acetábulo, há o ílio, o osso ciático e o púbis.

Na articulação normal do quadril, dois terços da cabeça do osso estão enclausurados dentro do acetábulo, desempenhando papel importante na estabilidade e no suporte do peso. Em um esqueleto correto, as pernas têm o mesmo comprimento; e a pelve e os ombros estão na mesma altura sem inclinação (Figuras 16 e 17).

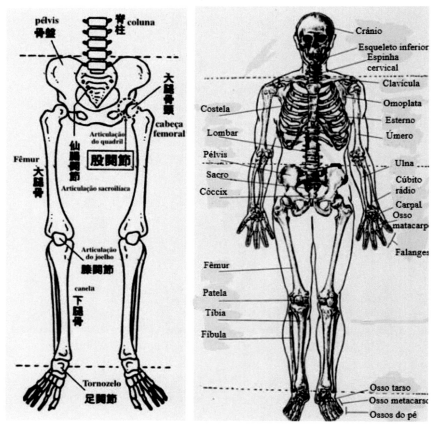

Figura 16 – Pelve com a mesma altura nos dois lados (na linha pontilhada)

Figura 17 – Ombros com a mesma altura nos lados direito e esquerdo (na linha pontilhada)

Fonte: ISOGAI (2006, p. 21)

Fonte: BIEL (2005, p. 27)

1.9 Diagrama da terapia dinâmica Isogai

1.9.1 Explicação do desalinhamento do corpo humano

O diagrama de terapia Isogai me ajudou a entender, durante um tratamento, os desalinhamentos do corpo humano causados pela subluxação da articulação do quadril. Esse diagrama é um estudo detalhado e uma ilustração da perna longa e da curta e da inclinação da pelve e dos ombros, como mostrado na Figura 18, o que também faz sentido a partir de minha própria experiência.

Observa-se, por essa ilustração (Figura 18), que a perna direita está curta; o quadril direito, deslocado; e a pelve direita, com uma inclinação, tornando-a mais baixa que a da esquerda. A coluna vertebral, acima da pelve, também mostra inclinação para girar de um lado para o outro, e o ombro direito tende a subir.

Naturalmente, dessa forma, com a coluna vertebral e os ossos submetidos a forças de flexão, o resultado é a escoliose. Importante ressaltar que a compressão dos nervos pode causar vários inconvenientes para as vértebras lombares, torácicas e cervicais.

O próximo passo a seguir é corrigir a perna direita encurtada e a pelve direita inclinada para baixo, fazendo com que as pernas direita e esquerda fiquem no mesmo comprimento. O método de medição das pernas e o de autocorreção para se restaurar a perna direita está descrito a seguir.

Figura 18 – Diagrama da terapia dinâmica Isogai

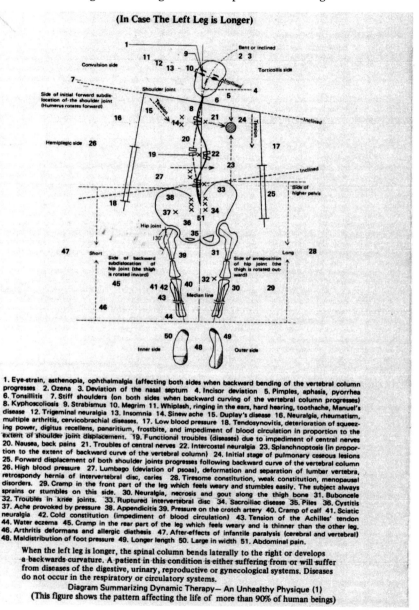

Nota: deslocamento posterior da articulação do quadril direito: perna direita curta, pelve direita abaixada e ombro direito levantado.
Fonte: ISOGAI (1982, p. 23)

Figura 19 – Diagrama da terapia dinâmica Isogai

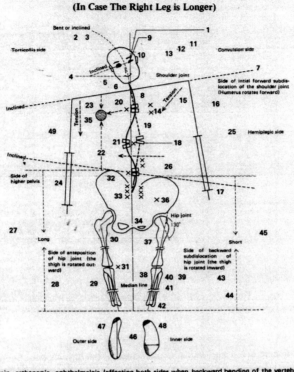

Nota: Deslocamento posterior da articulação do quadril esquerdo: perna esquerda curta, pelve esquerda abaixada e ombro esquerdo levantado.
Fonte: ISOGAI (1982, p. 24)

1.10 Método de autocorreção para subluxação da articulação do quadril (Movimento de rotação das coxas)

1.10.1 Introdução

Este exercício é adequado principalmente para a correção da subluxação da articulação do quadril e pode ser feito como um método de autocorreção e realizado com a cooperação de um terapeuta.

A direção do movimento é diferente entre os casos da subluxação anterior da articulação (Figura 20), que é um fator do deslocamento posterior da articulação do quadril, e os casos da subluxação posterior da articulação (Figura 21), que é um fator do deslocamento anterior da articulação do quadril.

Portanto, é necessário realizar este exercício após confirmar qual das subluxações da articulação ocorreu, utilizando o método de diagnóstico do comprimento das pernas direita e esquerda e também da direção dos pés.

Figura 20 – (A) Método de correção do deslocamento anterior da articulação do quadril

Figura 21 – (B) Método de correção do deslocamento posterior da articulação do quadril

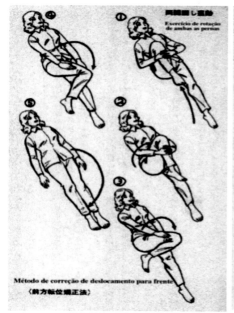
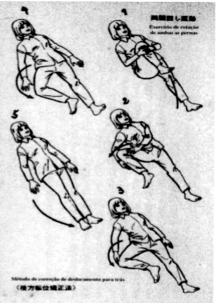

Fonte: MATSUBARA (1976, p. 142)

Fonte: MATSUBARA (1976, p. 142)

1.10.2 Método de correção do deslocamento anterior da articulação do quadril

1. Deite-se de costas e endireite ambas as pernas. Em seguida, utilizando ambas as mãos, segure o joelho da perna na qual há deslocamento anterior e levante-o de modo que ele toque o peito;
2. Com o joelho dobrado, mova-o em direção à perna oposta;
3. Gire suavemente a articulação do quadril, deslizando o joelho sobre o abdômen, a cintura e as coxas opostas enquanto mantém a perna dobrada;
4. Deslize até o mais baixo possível e abaixe-o gradualmente sobre a perna oposta;
5. Retorne à posição original e endireite-se.

Nesse exercício, é importante notar que o peito, o abdômen e o quadril do lado da perna rotativa tendem a sair do lugar. É importante que eles estejam firmemente fixados ao chão, pois, se saírem do lugar à medida que você gira, o efeito será reduzido pela metade.

1.10.3 Método de correção do deslocamento posterior da articulação do quadril

1. Deite-se de costas e estenda as duas pernas. Em seguida, utilizando ambas as mãos, segure o joelho da perna na qual há deslocamento posterior e levante-o de modo que ele toque o peito;
2. Levante o joelho da perna transposta para trás de modo que ela toque o peito;
3. Incline o joelho dobrado em direção ao chão na parte externa do corpo;
4. Gradualmente abaixe ao longo da perna oposta;
5. Retorne à posição original e endireite-se.

Nesse exercício, o quadril oposto ao da perna que está sendo girada deve ser levantado. Manter-se manter a outra perna fixa no chão o máximo possível.

Os dois exercícios, 1.10.2 e 1.10.3, de correção da subluxação da articulação do quadril exigem que as pernas sejam estendidas após cada sessão e que o comprimento e a posição das pernas sejam examinados.

Se o comprimento das pernas estiver alinhado e o pé retornar ao ângulo normal de 60°, o exercício precisa ser concluído imediatamente, independentemente do número de vezes que tenha sido realizado. Se não voltar ao normal, o exercício tem que ser interrompido após cerca de dez vezes e repetido no dia seguinte. Recomenda-se ficar deitado por cerca de 10 minutos e repetir o método de autocorreção nos dias consecutivos até que o deslocamento seja completamente corrigido.

1.11 Exame do alcance do movimento do pescoço

1.11.1 Importância do pescoço

O pescoço é uma região vital que conecta a cabeça ao tronco, abrigando a coluna cervical, a traqueia e os vasos sanguíneos, como as artérias carótidas que fornecem sangue rico em oxigênio para o cérebro, desempenhando um papel fundamental na circulação. Ele facilita a comunicação entre o cérebro e o corpo, transmitindo comandos para o sistema nervoso autônomo. Assim, é uma região complexa que desempenha um papel vital na sustentação das atividades da vida.

1.11.2 Importância da amplitude do movimento do pescoço

Se a amplitude do movimento do pescoço não for normal, os nervos que saem da coluna cervical são comprimidos e afetam as funções da cabeça, rosto, ombros e braços, causando dor e dormência na cabeça, olhos, ouvido, garganta, braços etc.

É importante, do ponto de vista do esqueleto humano e da saúde, que o pescoço tenha uma amplitude de movimento normal, sem restrição que cause compressão nervosa devido à subluxação das vértebras cervicais.

A amplitude normal de movimento do pescoço é descrita nas Figuras 22 e 23.

Figura 22 – Amplitude de movimento normal do pescoço ①

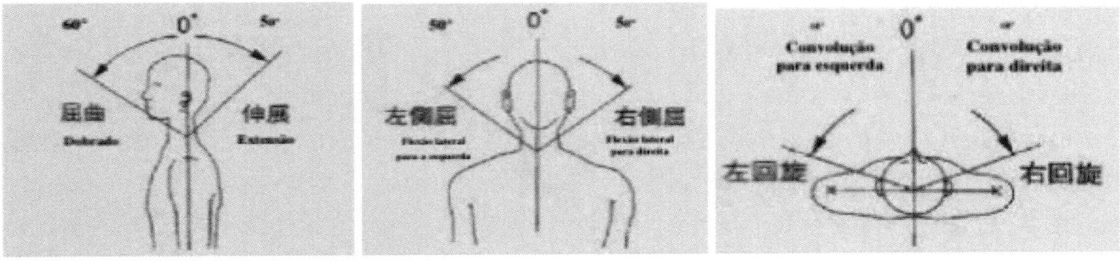

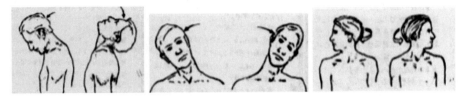

Fonte: AMPLITUDE DE MOVIMENTO NORMAL DO PESCOÇO (2021, p. 1)

Figura 23 – Amplitude do movimento normal do pescoço ②

Fonte: HOPPENFELD (1984, p. 110)

1.12 Desalinhamento das vértebras (subluxação), relação entre vértebras e doenças

1.12.1 Introdução

Conforme mostrado no diagrama da terapia dinâmica Isogai, nas Figuras 18 e 19, a subluxação da articulação do quadril causa desalinhamento no corpo, podendo afetar as vértebras. Esse desalinhamento é capaz de resultar em compressão dos nervos, reduzindo o fornecimento de sangue e oxigênio, o que, por sua vez, afetaria a função de vários órgãos, comprometendo a saúde.

1.12.2 Desalinhamento do corpo e suas doenças

O ser humano trabalha, muitas vezes, além de seu condicionamento físico, desce e sobe escadas, eventualmente escorrega e cai na rua, danificando os ligamentos do tornozelo, o que causa deslocamento, desalinhamento ou subluxação do esqueleto de um lado para o outro ou da frente para trás.

Note que tanto o deslocamento da esquerda para a direita das vértebras quanto o deslocamento anteroposterior podem ser sentidos pela palpação. Em qualquer um dos casos, a compressão dos nervos e dos vasos sanguíneos que passam pela coluna vertebral é capaz de levar a várias doenças funcionais. Lembrando que os nutrientes e o oxigênio necessários para atividades vitais são transportados pelo sangue para os diversos órgãos e aos 37 trilhões de células do corpo humano (Figuras 24 a 27 e Quadro 1).

Figura 24 – Desalinhamento que ocorre quando os ossos ficam de frente um para o outro

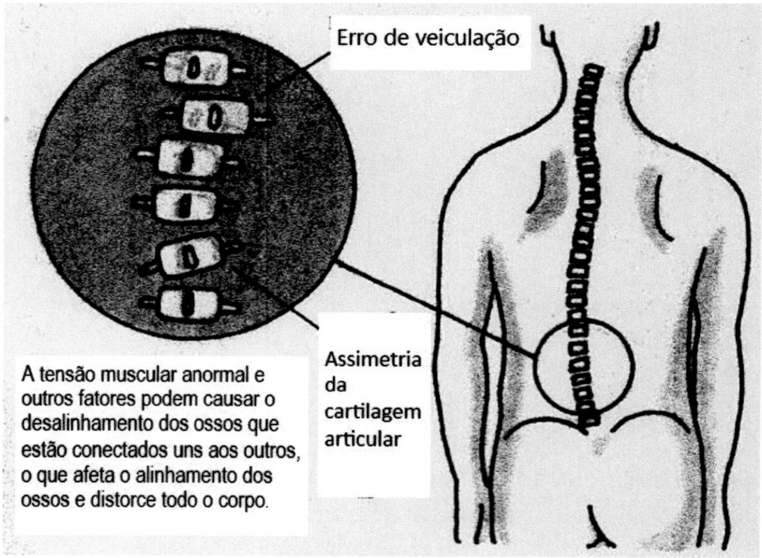

Fonte: KAWAI (1994, p. 12)

Figura 25 – Ossos vertebrais deslocados posteriormente (é possível empurrar com o dedo quando está na posição prona)

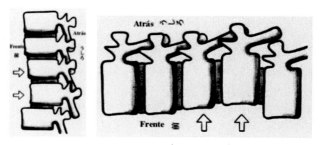

Fonte: KOUDA (1996, p. 111)

Figura 26 – Vista lateral dos nervos vertebrais e espinhais

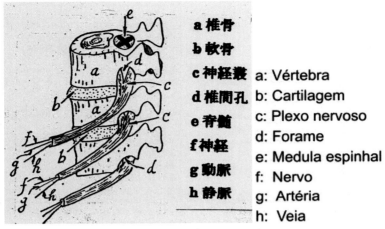

a: Vértebra
b: Cartilagem
c: Plexo nervoso
d: Forame
e: Medula espinhal
f: Nervo
g: Artéria
h: Veia

Fonte: NISHI (1953, p. 178)

Figura 27 – Compressão do nervo devido à subluxação. (A) Plexo nervoso

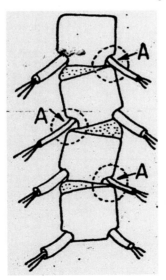

Fonte: NISHI (1953, p. 179)

AKIRA KISHIMOTO – 岸本 晟著

Quadro 1 – Relação entre vértebras e doenças

Vértebra	Areas de influência	Sintomas
Coluna cervical C1	Fornecimento de sangue a cabeça, hipófise, cabelo, crânio, cérebro, ouvido interno e médio, sistema nervoso simpático	Dor de cabeça,enxaqueca, doença de Ménière, neurose, insônia, resfriados, hipertensão arterial, neurastenia, amnésia, fadiga crônica, tonturas,epilepsia
Coluna cervical C2	Olhos,nervo óptico,nervo auditivo, seios paranasais, ossos mastoides, língua,osso frontal, problemas sinusiais (seios paranasais)	Alergias, estrabismo, perda auditiva, doença ocular (visão anormal, casos de cegueira), dor de ouvido, desmaio se frequente
Coluna cervical C3	Zigomático, ouvido externo, ossos faciais, dentes, nervo trigêmeo	Neuralgia, neurite, erupções cutâneas, eczema
Coluna cervical C4	Nariz, lábios, boca, trompa de Eustáquio	Alergia a pólen, perda da audição, nevralgia do trigêmeo, adenoidite, dor de dente
Coluna cervical C5	Cordão vocal, amígdalas e faringe	Faringite faríngea, distúrbios de voz, anormalidades na garganta (por exemplo, dor de garganta), amigdalite, asma brônquica
Coluna cervical C6	Músculos do pescoço e ombro, amígdalas	Rigidez do pescoço, dor no antebraço,amigdalite, tosse convulsa, garupa (doença infantil com tosse grave), asma
Coluna cervical C7	Tiroide, ombro perimuscular, cotovelo	Bursites,resfriados,tireoidite, bronquite, doença cardiaca em geral
Coluna torácica T1	Braço abaixo do cotovelo, mão, pulso, dedos, esôfago, traqueia	Asma, resfriados, dificuldades respiratórias, falta de ar, dor no antebraço, dor nas mãos, pressão alta
Coluna torácica T2	Coração e artérias coronárias	Disfunção cardíaca, dores no peito, dores na parte superior das costas
Coluna torácica T3	Pulmões, brônquios, pleura	Bronquite, pleurites, pneumonia, influenza
Coluna torácica T4	Vesícula biliar, ducto biliar comum	Distúrbio da vesícula biliar,icterícia, doença hepática, Herpes zoster
Coluna torácica T5	Fígado, plexo celíaco, circulação sanguínea	Doença hepática, febre, hipertensão, anemia, insuficiência circulatória, artrite
Coluna torácica T6	Estômago	Doenças estomacais em geral, gastrite neurogênica, indigestão, hipotensão
Coluna torácica T7	Pâncreas,duodeno	Diabetes, úlceras, gastrite, perda de apetite
Coluna torácica T8	Baço, diafragma	Doenças hepáticas em geral, soluços, diminuição de resistência
Coluna torácica T9	Glândulas suprarrenais	Alergias, urticária
Coluna torácica T10	Rins	Problemas renais, arteriosclerose, fadiga crônica, endonefrites
Coluna torácica T11	Rins, ureter	Problemas de pele (acne, espinhas, eczemas)
Coluna torácica T12	Intestino delgado, circulação linfática	Reumatismo, acúmulo de gases abdominais, infertilidade, diarreia, incontinência uriária
Coluna lombar L1	Intestino grosso, virilha	Constipação, inflamação do Intestino grosso,diarreia,hérnia inguinal, inflamação do colon, doença gastrointestinal em geral

Coluna lombar L2	Apêndice, abdômen, coxas	Acidose, dificuldade de respiração, varizes, infertilidade, anemia
Coluna lombar L3	Orgãos genitais, útero, bexiga, joelhos	Distúrbio da bexiga,cólicas menstruais, irregularidade menstruais, enurese noturna, impotência, dor no joelho, aborto
Coluna lombar L4	Próstata, músculos lombares, nervo ciático	Dor ciática,dor lombar, distúrbios urinários
Coluna lombar L5	Nádegas, membros inferiores	Distúrbios da circulação sanguínea nas pernas, inchaço dos tornozelos, dor ou dormência nas pernas,cãibras na perna, dor e dormência na perna, constipação, hérnia de disco
Sacro	Coluna vertebral, pelve, articulação do quadril	Doença da bexiga e nos genitais, dor nas articulações sacroilíacas, curvatura da coluna vertebral
Cóccix	Reto, ânus	Hemorroidas, dor ao sentar

Fonte: NAKATA, (1996, p.1)

1.13 Segmento de pele do nervo espinhal

1.13.1 O que é um segmento de pele (dermátomo)

Os nervos espinhais desempenham um papel crucial na condução de informações sensoriais do corpo para a medula espinhal. Cada segmento mielinizado da medula espinhal está associado a sensações específicas em regiões da pele, conhecidas como dermátomos. Há 31 pares no total e são associados a vértebras específicas. As Figuras 28, 29 e 30 mostram quais segmentos da medula espinhal inervam quais partes da pele. O termo "dermátomo" engloba áreas inervadas por fibras sensoriais de um determinado segmento, abrangendo sensações como temperatura, pressão, tato e dor.

Figura 28 – Segmento de pele do nervo espinhal (frontal)

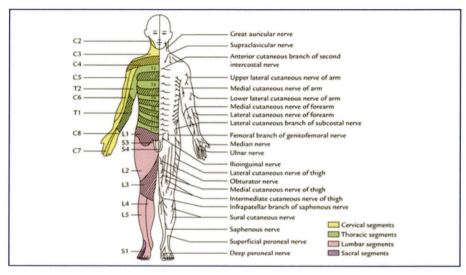

Fonte: DERMATOMES (frontal) (2016, p. 1)

Figura 29 – Segmento de pele do nervo espinhal (posterior)

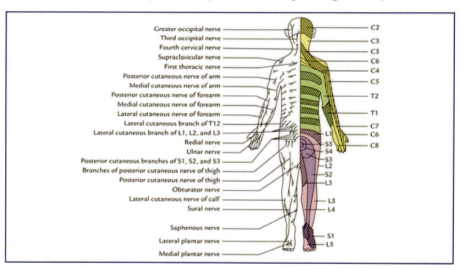

Fonte: DERMATOMES (posterior) (2016, p. 1)

Figura 30 – Segmento de pele (dermátomo)

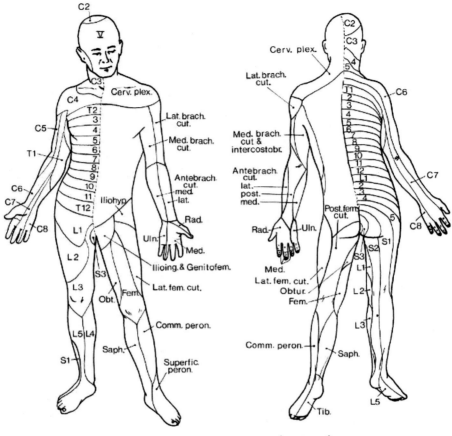

Fonte: DERMATOMAL MAP (2015, p. 1)

1.14 Dor física e dormência

O tratamento da dor corporal e da dormência, descrito a seguir (1 a 10), deve melhorar os sintomas, buscando-se a causa e levando-se em conta a área dominante da superfície corporal dos nervos espinhais. Dor física e dormências são listadas a seguir:

1. Dor de cabeça, enxaqueca, dor do nervo trigêmeo;
2. Dor no pescoço, hérnia cervical, torcicolo, incapacidade de virar o pescoço;

3. Dor no ombro, bursites;
4. Dor e dormência nos braços, punhos e dedos;
5. Dor na coluna vertebral, nas costas, nas escápulas (causada pela compressão do músculo subescapular — incapacidade de levantar o braço);
6. Dor lombar, hérnia de disco, nervo ciático;
7. Dor na articulação do quadril, dor no ligamento inguinal;
8. Dor no joelho (dor na rótula e lesão do menisco) e dor na parte posterior do joelho;
9. Dor no tornozelo (torção no tornozelo), dor no dorso do pé e calcanhar;
10. Dor no cóccix.

1.15 Relação entre dor e depressão

1.15.1 Depressão

Segundo artigo publicado "A depressão – entrevista do Dr. Teruhiko Higuchi", no jornal brasileiro Nikkei, em 21/01/2014:

> Sabe-se agora que a depressão não está associada apenas a sintomas mentais como "sensação de depressão" e "perda de motivação", mas também a várias dores físicas, incluindo dores de cabeça em muitos casos. De acordo com Teruhiko Higuchi, Presidente do Centro Nacional de Neurologia e Psiquiatria: "O distúrbio do sono é um sintoma físico bem conhecido da depressão, mas a dor física também tem sido observada em mais de 60% das pessoas. A dor pode preceder o início dos sintomas da depressão", diz ele. O tipo de dor mais comum é "dor de cabeça com sensação de tontura", que aparece em 48-89% das pessoas, de acordo com os dados. Uma análise recente de 14 testes com pacientes deprimidos mostrou uma prevalência média de 65% de dor. Além das dores de cabeça, há relatos de dores nas costas, no peito, no pescoço, na pelve, no abdômen, nos membros e nas articulações. Outros exemplos de sintomas relatados incluem "aperto" ou "palpitações" nas dores de cabeça, dor apenas ao se virar na cama, dor de puxão nos ombros, nas costas e no peito, dor que pressiona todo o corpo e dor em outras áreas ao acordar.

1.15.2 Dor e nervos autonômicos

Complementando a informação *supra*, as dores crônicas, incluindo as de cabeça, podem afetar o sistema nervoso autônomo, contribuindo para sintomas de depressão. Portanto, ao se cuidar dos sintomas da dor no corpo, é possível também reduzir os riscos à saúde mental. De fato, a maioria dos pacientes que chega à clínica e se queixa de insônia, de ansiedade, de depressão geralmente reclama de dor de cabeça, no peito, nas costas, no ciático, na lombar, na pelve, nos joelhos.

Após o tratamento desses sintomas, os da depressão também parecem melhorar ao mesmo tempo.

1.16 A estreita relação entre o crânio e a pelve

1.16.1 Relação

De acordo com *Introduction to osteopathic medicine*, de SAEED (2003, p. 34), as formas do osso temporal no crânio e a do ílio na pelve são muito semelhantes. E as formas do osso occipital no crânio e a do sacro na pelve também, assim como os dois ossos temporais no crânio e os dois ossos do ílio na pelve. Há então um osso occipital entre os ossos temporais esquerdo e direito e também um sacro entre o ílio esquerdo e o direito. Isso significa que o crânio e a pelve são projetados para se equilibrarem um ao outro, em cima, embaixo e nos lados esquerdo e direito (Figura 31).

Figura 31 – Relação entre o crânio e a pelve

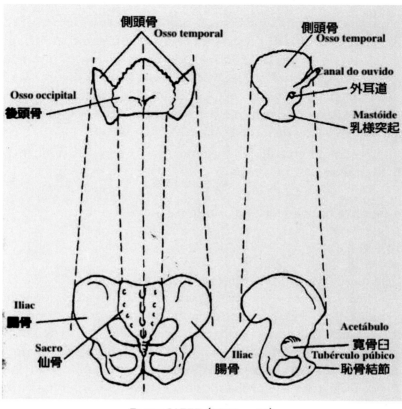

Fonte: SAEED (2003, p. 34)

1.16.2 Aplicação prática

Em termos desse equilíbrio craniano e pélvico, tenho trabalhado com o osso occipital do crânio do paciente.

Na palpação, tenho notado que alguns pacientes apresentam diferenças sutis entre o lado esquerdo e o direito. Assim, a fim de corrigir o desalinhamento, utilizo as pontas dos dedos, ajustando a força de pressão das pontas dos dedos e verificando se ambos os lados do osso occipital estão semelhantes. Pressiono a região caso a sensação nas pontas dos dedos seja diferente.

O desalinhamento de todo o corpo e as dores de cabeça, do pescoço e da lombar são tratados da mesma maneira.

1.17 Solução dos sintomas da dor no crânio

1.17.1 Técnica para o crânio

O crânio humano é formado por 15 categorias e 23 ossos. Quando cada um desses ossos está em sua própria posição específica, não há problema. Entretanto, às vezes os ossos da cabeça são deslocados de sua posição original por pressão externa sobre a cabeça, como quando se perde o equilíbrio em uma queda, batendo a cabeça no canto de uma mesa, por exemplo. Dependendo do grau de impacto, a técnica de correção do crânio osteopático tem ajudado nas seguintes condições:

1. Zumbido persistente, dores de cabeça frequentes, enxaquecas e insônia;
2. Tontura inexplicável, retardo do desenvolvimento e crescimento, paralisia cerebral infantil;
3. Doença de Parkinson, epilepsia;
4. Hipertensão, hipotensão;
5. Restauração facial;
6. Rinite, sinusite;
7. Redução da visão, catarata, glaucoma etc.

1.18 Autoexperiência com o movimento do crânio

1.18.1 Movimento do crânio

Quando comecei a usar óculos de leitura, por volta dos 50 anos, o lado de minha orelha direita ficava dolorido e com cicatrizes, e fluidos corporais começaram a vazar. A área onde a haste dos óculos estava em contato com a pele acabou sendo machucada a ponto de sangrar. Pensei que a forma da haste poderia não estar adequada para minha orelha. Então tentei dobrá-la e esticá-la. Isso em nada aliviou a dor.

Palpei as orelhas e notei que o lado direito da minha cabeça estava mais protuberante do que o lado esquerdo.

Então, todas as noites, antes de dormir, eu me deitava do lado direito para aproveitar o próprio peso e aplicava pressão na parte superior da orelha direita, utilizando o polegar com firmeza.

Após sete dias realizando a pressão, percebi um som peculiar nos ossos da minha cabeça, como se estivessem retornando à posição correta. Estranhamente, o som foi semelhante a um "arrepio", e logo percebi que havia corrigido essa distorção. Agora, as hastes dos meus óculos assentam-se da mesma forma em ambos os lados, e a dor na orelha direita desapareceu por completo.

Por meio de minha autoexperiência, percebi que os ossos da minha cabeça se movem. Lembrei-me de que, quando tinha uns 10 anos, por brincadeira, levantei uma grande pedra redonda, apoiando-a logo acima da minha cabeça com ambas as mãos. Ao me exibir orgulhosamente aos meus amigos, ela escorregou das minhas mãos, caindo sobre minha cabeça, deixando-me tonto e com muita dor.

Se não me falha a memória, no momento que a pedra caiu sobre minha cabeça, senti como se o osso temporal direito tivesse saltado para fora.

1.19 Moxabustão para "Zusanli" (ST-36) 足三里 e maratonas

1.19.1 Moxabustão e força das pernas através de "Zusanli" (ST-36) 足三里

No item 124 do Bunshi Shirota (p. 304), o título do livro *Histórias diversas sobre o tratamento com moxabustão*, consta uma narrativa do autor:

> Por volta e 1940, no centro de treinamento do exército, recrutas da Manchúria e da Mongólia corriam maratonas de 16 a 20 km antes do café da manhã.
>
> Então, o terapeuta experimentou aplicar moxabustão em todos os membros de uma determinada unidade, para que competissem com os que não recebiam essa terapia.
>
> O resultado foi que a unidade selecionada teve um desempenho excelente, pois os recrutas notaram que eles tinham mais força nas pernas, vencendo a corrida em cerca de dois terços do tempo em comparação com a unidade que não tinha recebido a terapia de moxabustão. Constatou-se também menos fadiga pós-corrida.

1.19.2 Exemplos de testes reais

Comentei sobre esse artigo com o paciente CHF (homem, 27 anos), que frequentemente corre maratona como hobby. Ele ficou interessado e apliquei uma moxabustão do tamanho de um grão de arroz no "Zusanli" (ST-36) 足三里. Os resultados a seguir mostram seu desempenho nas maratonas que disputou (Tabela 1).

Embora exista a relação com o peso do corpo, a aplicação da moxa-bustão nesse ponto diminuiu em 5 minutos o tempo gasto para percorrer 10 km. O paciente comentou:

> *A moxabustão no "Zusanli" (ST-36)* 足三里 *provoca a sensação de aumento da capacidade de resistência em relação à velocidade. Senti que, mesmo com o corpo cansado, as pernas continuaram avançando.* [Tabela 1].

Tabela 1 – Efeito da aplicação da moxabustão no "Zusanli" (ST-36) 足三里 na velocidade da corrida

Cidade anfitriã	2007	Tempo decorrido (h)	Quilometragem	Peso (kg)	Moxabustão para Zusanli
São Paulo	01/abr.	0:56:29	10	87,8	Sem moxabustão
São Paulo	15/abr.	2:02:31	21.098	86,4	Sem moxabustão
Itapeva	21/abr.	-----------	10	86,2	Sem moxabustão
Taubaté	22/abr.	1:02:32 (Não oficial)	10	87,6	Sem moxabustão
Guarujá	05/maio	0:54:41	10	85,4	Sem moxabustão
Bertioga	06/maio	2:44:40 (Não oficial)	25	85,4	Sem moxabustão
Santos	20/maio	0:55:58	10	83,5	5 moxabustões durante 4 dias
São Paulo	26/maio	0:56:50	10	84,8	5 moxabustões durante 3 dias
Osasco	03/jun.	0:53:53	10	84,1	5 moxabustões durante 1 dia
Paulínia	10/jun.	-----------	10	85,8	5 moxabustões durante 4 dias
São Paulo	17/jun.	0:52:04	10	84,6	7 moxabustões durante 2 dias
Rio de Janeiro	24/jun.	4:22:00	42.195	81,5	7 moxabustões durante 7 dias
Atibaia	30/jun.	0:50:06	10	81,1	7 moxabustões durante 7 dias
São Paulo	01/jul.	0:49:24	10	80,8	7 moxabustões durante 1 dia

Fonte: o autor

1.20 Novas pesquisas de moxabustão

Dr. Shimetaro Hara comprovou, com estudos científicos, a eficácia da moxabustão japonesa com relação ao sistema imunológico (tradução do japonês para o português: *Tratamento da tuberculose por imunoterapia: efeito da moxabustão no sangue por terapia proteica de aquecimento não específica*).

A descrição a seguir foi retirada de *Novos estudos sobre moxabustão em comemoração ao 100º aniversário*, do Dr. Shimentaro Hara (1982, p. 32) (Tabela 2).

O grupo de coelhos no qual foi aplicada moxabustão e previamente infectado com tuberculose (TB) sobreviveu mais tempo e com maior peso do que o grupo em que não foi aplicada a moxabustão.

Tabela 2 – Resumo dos resultados da pesquisa com aplicação de moxabustão aos animais infectados por tuberculose

Grupo de coelhos (número)	Animais tratados					Testemunha				
	1	2	3	4	**Média**	1	2	3	4	**Média**
Peso no 1º dia de moxabustão (grama)	300	355	345	320	**330**	345	275	365	355	**335**
Peso no dia de infecção à tuberculose (g)	405	380	400	380	**391**	415	300	385	375	**369**
Ganho de peso (g)	105	25	55	60	**61**	70	25	20	20	**34**
Peso máximo (g)	625	680	695	685	**671**	585	375	620	635	**554**
Peso no dia da Morte (g)	520	560	450	460	**498**	405	330	400	465	**400**
Dias de sobrevivência	217	245	257	280	**250**	157	158	227	235	**194**
Peso do pulmão esquerdo (g) direito (g)	9,7	8,2	4,2	8,1	**7,6**	9,7	4,3	5,7	10,4	**7,5**
	12,0	9,3	5,2	9,8	**9,0**	11,7	5,3	6,8	13,6	**9,4**
Peso do fígado (g)	55,7	64,6	51,3	44,8	**54,1**	34,4	40,1	35,0	37,9	**36,9**
Peso do baço (g)	3,1	15,0	1,3	18,6	**9,5**	10,8	3,8	17,1	3,5	**8,8**
Peso do rim esquerdo (g) direito (g)	3,5	3,2	3,0	2,6	**2,9**	2,7	2,1	2,5	3,2	**2,6**
	3,7	3,2	2,8	2,6	**3,1**	3,1	1,9	2,5	3,5	**2,8**
Peso da glândula suprarrenal esquerda (g) direita (g)	0,4	0,3	0,3	0,3	**0,3**	0,4	0,3	0,3	0,5	**0,4**
	0,4	0,3	0,3	0,3	**0,3**	0,4	0,3	0,3	0,5	**0,4**

Nota: Os valores médios não estavam incluídos no texto original e foram adicionados para facilitar o entendimento dessa tabela.

Fonte: Hara (1982, p. 32)

Parte 1. Explicação sobre cada grupo

No grupo 1: A aplicação de moxabustão foi iniciada um mês antes de os animais serem infectados por bactérias da tuberculose, e as aplicações continuaram;

No grupo 2: As aplicações foram iniciadas 20 dias após os animais serem infectados;

No grupo 3: As aplicações foram iniciadas 67 dias após os animais serem infectados (momento em que ocorreram lesões relacionadas à tuberculose no pulmão, baço e fígado);

No grupo 4, assim como no grupo 1, a aplicação de moxabustão foi iniciada antes da infecção e depois interrompida por um mês. Em seguida, os animais foram infectados por bactérias da tuberculose, a fim de se investigar se a aplicação de moxabustão auxiliaria a prevenção ou a promoção da resistência à doença.

Parte 2. Comentários

1. O grupo sem moxabustão viveu 194 dias. E o com moxabustão viveu 250 dias. Esse grupo viveu mais 56 dias do que o sem moxabustão. Um cálculo simples mostra que, se uma pessoa vive até os 80 anos, com a aplicação de moxabustão, ela viverá até os 103 anos;

2. Dr. Shimentaro Hara, que aplicou a moxabustão durante toda a sua vida, em seu próprio "Zusanli" (ST-36) 足三里, trabalhou na medicina até 104 anos. Ele faleceu aos 108 anos e 257 dias, sendo reconhecido como o detentor da "maior longevidade masculina do Japão naquela época".

1.21 Tuberculose pulmonar e tratamento com moxabustão

1.21.1 Introdução

Em 2003, a Sr.ª F (22 anos, 1,64 m, 46 kg) me pediu conselhos depois de contrair tuberculose pulmonar.

Recomendei-lhe fazer moxabustão de sal em seu umbigo todos os dias, para melhorar a circulação sanguínea de seu corpo e também a saúde. Instruí o marido dela, Sr. O, a fazer a aplicação até que ela estivesse curada, e assim ele o fez. Prometi a eles três tratamentos de moxabustão do tamanho de um grão de arroz, três vezes por semana em "Feishu" (BL-13) 肺俞, "Geshu" (B-17) 隔俞, "Ganshu" (B-18) 肝俞 e "Zusanli" (ST-36) 足三里, além de incentivá-la a fazer também o tratamento com antibiótico para sua recuperação.

Sete meses depois, ela recuperou sua saúde. Há 20 anos, mantenho contato com o casal, e até hoje a Sr.ª F acredita firmemente na eficácia do tratamento de moxabustão.

1.21.2 Aumento de bactérias resistentes

Em 17/11/2015, em um programa da NHK sobre saúde, foi relatado que o número de bactérias resistentes a antibióticos estava aumentando, dificultando tratamentos devido ao menor número de medicamentos disponíveis. No Brasil, em 09/04/2019, o jornal *Nikkei* noticiou que, desde 2009, o número de pacientes com tuberculose altamente resistente a medicamentos tinha triplicado.

Em 2017, foram registrados 73.200 casos de tuberculose, 200 pessoas afetadas por dia. O número de pacientes resistentes a drogas, entre as quais duas das principais se mostraram ineficazes, aumentou de 339 para 1.100, em 2009. Entre a população pobre no Brasil como um todo, a incidência é de cerca de 35/100.000 pessoas, enquanto nas favelas do Rio de Janeiro, de 300/100.000 pessoas.

1.21.3 Exemplos na África

A organização britânica de caridade Moxafrica (fundada por Merlin Young e Jenny Craig), ativa na África desde 2008, começou a difundir a terapia de moxabustão em Uganda, onde há alta prevalência de tuberculose. A terapia de moxabustão adotada é de "Zusanli" (ST-36) 足三里, pesquisada, no Japão, pelo Dr. Shimetaro Hara. Na África, 250.000 pessoas por dia são infectadas pela tuberculose, 30.000 das quais desenvolvem a doença e 5.000 morrem.

A seguir, citações de três referências sobre a terapia de moxabustão para a tuberculose pulmonar que são consideradas descobertas muito úteis. Espera-se que a terapia de moxabustão seja de grande utilidade, dependendo das necessidades da situação.

1.21.4 Dicas para práticas no lar

A cura radical da tuberculose pulmonar por moxabustão coube ao Dr. Kazumitsu Baba, autoridade na medicina chinesa e profundo conhecedor da moxabustão.

Ele mesmo se curou de uma tuberculose laríngea intratável por meio da moxabustão.

A seguir estão as descobertas gerais do Dr. Baba sobre a terapia de moxabustão para doenças pulmonares e também minha própria experiência para referência sobre o assunto.

A tuberculose pode ser curada por moxabustão, no entanto, com presença de febre, ela não deve ser aplicada de forma alguma. Por isso depende muito dos sintomas do paciente, não sendo possível generalizar.

Nesse caso, são indicados repouso, masatsu (ato de massagear com a ponta do dedão ou com a palma da mão, gerando aumento da temperatura da superfície corporal) e outras terapias de "acabamento", para que, na ausência de febre, a moxabustão possa ser aplicada.

Nas infecções pulmonares, após o término da atividade do agente infeccioso, um infiltrado pulmonar residual persiste, indicando uma resposta inflamatória remanescente. Para promover a recuperação e prevenir recorrências, o organismo inicia um processo de reparo, em que o infiltrado se calcifica, fortalecendo a região afetada, e é aqui que entram as terapias de "acabamento" tais como moxabustão, banhos de sol e masatsu.

Portanto, a terapia de acabamento auxilia o tratamento em pessoas sem febres ou após a febre abaixar.

① Diagrama dos pontos da acupuntura

As Figuras 32 a 36 mostram os pontos de acupuntura para moxabustão.

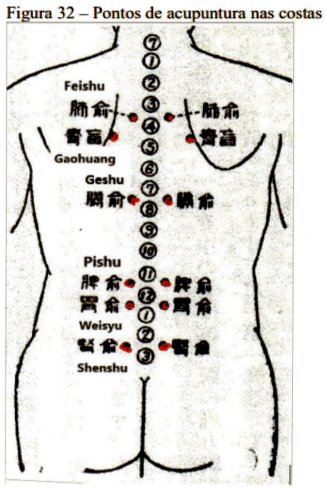

Figura 32 – Pontos de acupuntura nas costas

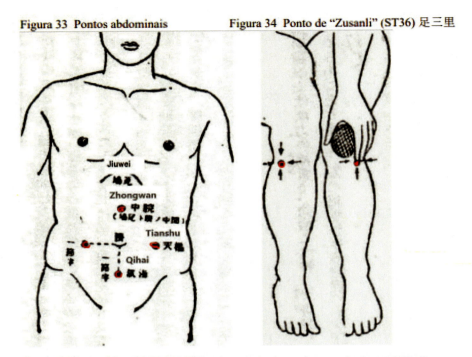

Figura 33 Pontos abdominais   Figura 34 Ponto de "Zusanli" (ST36) 足三里

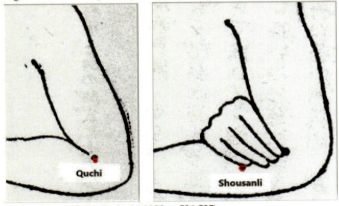

Figura 35 Ponto "Quchi" (LI-11) 曲池   Figura 36 Ponto "Shousanli" (LI-10) 手三里

Fonte: (Figuras 32-36) Tsukuda (1925, p. 726-727).

② Como aplicar moxabustão

 Durante a primeira semana, aplique nos pontos "Shousanli" (LI-10) 手三里 e "Zusanli" (ST-36) 足三里. A partir da segunda semana, nos pontos "Shousani" (LI-10) 手三里 e "Zusanli" (ST-36) 足三里, e adicione também no "Quchi" (LI-11) 曲池 do braço, "Weishu" (BL-21) 胃俞 e "Pishu" (BL-20) 脾俞 das costas. A partir da terceira semana, adicione "Shenshu" (BL-23) 腎俞, "Zhongwan" (CV-12) 中脘, "Tianshu" (ST-25) 天枢 e "Qihai" (CV-6) 気海. Ao final, terão sido tratados nove pontos com moxabustão.

A partir da quarta semana, se não houver aumento da febre e diminuição do apetite, continue a aplicar moxa nos nove pontos por mais duas ou três semanas. Se nenhuma anormalidade ocorrer, pode-se adicionar também "Feishu" (BL-13) 肺俞, "Geshu" (BL-17) 膈俞 e "Gaohuang" (BL-43) 膏肓. No entanto, em caso de hemoptise, recomenda-se evitar aplicação nesses três pontos.

③ Quantidade da moxa

Utilize três moxas do tamanho de um grão de arroz ou metade dessa medida nas primeiras duas semanas. A partir da terceira semana, aumente para cinco e, a partir da quarta, se não houver anormalidades, aumente para sete.

O tratamento deve ser suspenso por um tempo caso haja febre ou diminuição do apetite. Ao retornar, recomece com três moxas do tamanho de meio grão de arroz, ajustando a quantidade de moxas para não cometer erros.

④ Anotações

- Se houver formação de bolhas por causa da moxabustão, esterilize a agulha com algodão com álcool e perfure as bolhas para liberar a água. Aguarde um intervalo e após a cicatrização recomece o tratamento;
- Se formar uma crosta, não a remova até que ela caia naturalmente. Quanto mais espessa a crosta, a sensação de calor diminui, podendo-se aumentar o número de aplicação de moxabustão, assim como o tamanho da moxa, para um grão de arroz;
- Em casos de gravidez ou menstruação, as moxas podem ser aplicadas, com exceção dos pontos abdominais.

1.21.5 Terapia de estimulação dos pontos eficientes

A cura da tuberculose pulmonar no Brasil, antes dos anos 70, não era eficaz, mas atualmente drogas como estreptomicina e hidrazida são muito eficientes para combater o bacilo da tuberculose. Embora o uso de tais medicamentos seja benéfico sozinho, há tempos existe um método chamado "Hakka Moxabustão", que tem sido usado, com sucesso, para a tuberculose pulmonar.

Este é um método de busca de pontos de tratamento da forma mostrada no diagrama.

Nas Figuras 37 e 38 a seguir, estão indicados os pontos de tratamento. O ponto A é para os pulmões; o B para o coração; o C para o estômago e o fígado; e o D para os rins e glândulas suprarrenais. No entanto, as verdadeiras posições são "Feishu" (BL-13) 肺俞, "Xinshu" (BL-15) 心俞, "Ganshu" (BL-18) 肝俞 e "Shenshu" (BL-23) 腎俞, que estão situadas distantes dos órgãos.

A localização foi intencionalmente modificada para não atingir precisamente os pontos de acupuntura associados aos pulmões, visando proporcionar estímulos leves. Aplicar moxabustão em casos de hemoptise pode agravar a doença. Portanto, os pontos de acupuntura são deslocados de forma intencional para garantir estímulos mais leves.

Quando a moxabustão é aplicada nesses pontos de tratamento três vezes cada um, há um aumento dos glóbulos brancos e vermelhos como resultado da moxabustão. Os glóbulos brancos comem bactérias e a moxabustão torna o sangue alcalino. Portanto, pode-se dizer que a tuberculose seria facilmente curada com esse tipo de terapia suplementar enquanto se utilizam antibióticos.

As Figuras 37 e 38 ilustram como aplicar a moxabustão.

Figura 37 – Como determinar os pontos de tratamento

Figura 38 – Pontos acupunturais do método de moxabustão Hakka para tuberculose: Dazhui (GV-14), 大椎

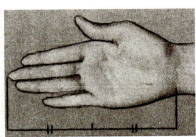
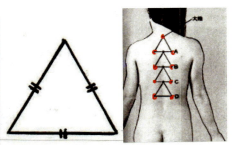

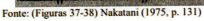

Fonte: (Figuras 37-38) Nakatani (1975, p. 131)

Calcule metade do comprimento da mão do paciente. Com base nesse valor, faça um triângulo equilátero de papel, coloque vértice em "Dazhui", 大椎 e marque as extremidades esquerda e direita.

1. "Dazhui (VG-14) 大椎" sétima coluna cervical. Uma vértebra que fica especialmente proeminente quando o pescoço é inclinado para a frente;
2. Ponto A (ponto do pulmão);
3. Ponto B (ponto do coração);
4. Pontos C (pontos do fígado e estômago);
5. Pontos D (pontos dos rins e suprarrenais).

Considerando o tratamento de tuberculose, destaco a importância do condicionamento físico. É vital reconhecer que, em casos de baixa imunidade, depender exclusivamente de antibióticos pode dificultar a obtenção da cura de maneira eficaz.

1.21.6 Introdução à moxabustão

① Visão geral da doença

A tuberculose pulmonar é uma infecção causada por gotículas com *Mycobacterium tuberculosis*. Uma reação positiva de tuberculina é um indicador de infecção. Os sintomas incluem tosse, perda de peso e febre (mais alta à noite, frequentemente seguida por uma leve febre).

Também é comum ter uma febre baixa persistente, mal-estar geral, hemoptise e expectoração sanguinolenta. É importante os pacientes se submeterem a uma radiografia do tórax e a um exame bacteriológico.

② Pontos para tratamento

As doenças respiratórias são examinadas quanto à sua relação com a sensibilidade à dor nos pontos de acupuntura nas costas. É fundamental aplicar moxabustão nos pontos de reação.

- Tosse: "Tiantu" (VC-22) 天突 e "Lingtai" (VG-10) 霊台, ou "Zhiyang" (VG-9) 至陽, de 10 a 15 aplicações de moxabustão no ponto reativo;
- Dor de cabeça, febre e mal-estar: Recomenda-se a moxabustão múltipla nas grandes vértebras. "Dazhui" (VG-14) 大椎;

- Flegmão: 5-7 moxa de meio grão de arroz deve ser aplicada em "Xinshu" (BL-15) 心兪 e em Geshu" (BL-17) 膈兪;
- Além disso, aplicar moxabustão em LU1 "Zhongfu" 中府, "Zhongwan" (CV-12) 中脘, "Fengmen" (BL-12) 風門, "Feishu" (BL-13) 肺兪, "Geshu" (BL-17) 膈兪, "Ganshu" (BL-18) 肝兪, LU5 "Chize" 尺沢, e "Zusanli" (ST-36) 足三里.

A Figura 39 mostra os pontos de acupuntura no corpo para o tratamento da tuberculose pulmonar.

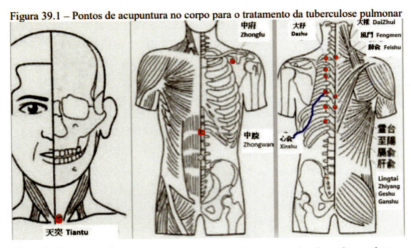

Figura 39.1 – Pontos de acupuntura no corpo para o tratamento da tuberculose pulmonar

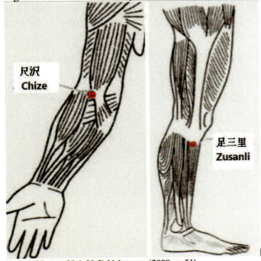

Figura 39.2 – Pontos de acupuntura no corpo para o tratamento da tuberculose pulmonar

Fonte: (Figuras 39.1-39.2) Nakamura (2009, p. 51)

1.22 Técnica de moxabustão do Mestre Asaji Suzuki

A seguir, os ensinamentos do Mestre Suzuki relacionados ao tratamento com moxabustão:

1. *Moxabustão para ter parto seguro*. Nos pontos de "Zhiyin" (BL-67) 至陰, "Sanyinjiao" (BP-6) 三陰交, aplique e queime uma vez e, depois, mais três vezes, apagando com o polegar antes de queimar inteiramente a moxa com o tamanho de um grão de arroz, para que o calor penetre profundamente;

2. *Joanete*. É um calo que surge no lugar onde a articulação do hálux (dedão do pé) está se projetando para fora. O joanete ocorre para proteger essa parte. Use a moxabustão para remover a dor. Faça três cones de moxa do tamanho de grão de arroz e queime-os totalmente;

3. *Hemorragia subaracnoide*. Aplique a moxa no local onde há trinca (fissura) nos ossos da cabeça. Faça três cones de moxa do tamanho de um grão de arroz e queime-os totalmente;

4. *Glândula tireoide*. Corrija as vértebras cervicais 5, 6 e 7 com moxabustão no "Yutang" (VC-18) 玉堂 (timo, na terceira costela) e na tireoide. Aplique e queime uma vez e, depois, mais três vezes, apagando com o polegar antes de queimar inteiramente a moxa;

5. *Neuralgia do trigêmeo* (exemplo do paciente acometido por olhar para trás enquanto dirigia). Massagear o rosto e aplicar três moxas com o tamanho de um grão de arroz, nos pontos doloridos. A moxa do tamanho de um grão de arroz, aplicada uma vez por semana, resultou em cura depois de três semanas. Às vezes, há necessidade de mais tempo;

6. *Gangrena*. É uma condição em que há morte do tecido corporal devido a uma interrupção do aporte sanguíneo naquela região ou em decorrência de uma infecção bacteriana. Aplique a moxabustão, do tamanho de um grão de arroz, na periferia do local, por dez dias;

7. *Gota*. Diariamente, queime a ferida com moxabustão, com um grão do tamanho de um arroz, até que a dor seja aliviada;

8. *Dor de distensão muscular*. A distensão ocorre quando não há exercício preparatório suficiente, quando há cansaço ou a capacidade muscular é excedida. Queime uma moxabustão com o

tamanho de um grão de arroz e envolva a área com um curativo para acelerar a recuperação;

9. *Pneumotórax: buracos nos pulmões.* O pneumotórax causa dificuldades respiratórias. Durante o tratamento de moxabustão, utilize moxa do tamanho de um grão de arroz e queime até que o orifício se feche. Na prática, o orifício foi fechado por 60 aplicações de moxabustão;

10. *Dor no cóccix.* Aplique a moxabustão do tamanho de grão de soja, de três a cinco vezes no osso trincado, devido ao impacto no cóccix.

11. *Enxaqueca.* Corrija as vértebras cervicais 1, 2 e 3. Se a enxaqueca persistir do lado direito, marque uma faixa no local e queime uma moxabustão do tamanho de um grão de arroz. Bata levemente cada lado da cabeça com uma escova de cabelo (não pente das cerdas), 20 a 30 vezes, no mesmo horário, todas as manhãs durante um mês;

12. *Síndrome de Ménière.* Provoca vertigem, desequilíbrio, náusea e vômito. Segure suavemente a parte superior do pescoço com os dedos e pressione. No lado que ocorre a dor, há uma anormalidade. Corrija as vértebras cervicais 1, 2 e 3 e aplique moxabustão para "Yifeng" (TE 17) 翳風, "Wangu" (GB 12) 完骨, "Fengchi" (GB 20) 風池 em ambos os lados. Aplique e queime a moxa inteira do tamanho de um grão de arroz, uma vez, e depois mais duas vezes, mas sem queimar a moxa inteira. Apague com o polegar antes de a moxa queimar inteira para que o calor penetre profundamente.

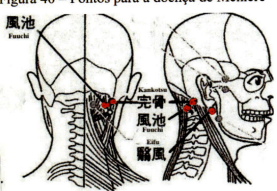

Figura 40 – Pontos para a doença de Ménière

Fonte: Nakamura (2009, p. 104)

1.23 Fundamentos da terapia por moxabustão

1.23.1 Definição de moxabustão

De acordo com Ryosai Yamasaki,

> [...] a moxabustão é uma arte médica para tratar ou prevenir doenças através da aplicação da estimulação térmica específica da moxa na superfície do corpo humano de acordo com um determinado método para regular a modulação das funções vitais e promover a resistência. (NAKAMURA, 2009, p. 5).

Esse método segue a sequência: após desinfetar mãos e dedos, o terapeuta desinfeta também a área afetada, aplica a moxa do tamanho apropriado em formato de cone nos pontos de acupuntura, acende o incenso e, após a queima, remove as cinzas e desinfeta a área novamente. O processo termina com a remoção das cinzas e a desinfecção.

1.23.2 Tipos de técnicas de moxabustão

São duas: a direta, que deixa cicatriz; e a indireta, que não deixa. A moxa é torcida em formato piramidal com tamanho adequado e aplicada direta ou indiretamente em um ponto de acupuntura. Acende-se, então, o incenso para queimar e estimular termicamente.

① *Moxabustão direta (com cicatriz)*

1. Moxabustão térmica: Comumente usada na prática clínica. Uma moxa de alta qualidade, do tamanho de um grão de arroz, é torcida e colocada no ponto de acupuntura sobre a pele e acesa com bastão de incenso. Ela é queimada até o fim, por isso deixa uma cicatriz;

2. Cone de moxa: Utilizado para tratamentos de verrugas e calos. Chamada de "Tasoukyu", a moxa é aplicada repetidamente até a completa destruição dos tecidos.

② *Moxabustão indireta (sem cicatriz)*

1. Moxabustão com materiais intermediários: Alho ou gengibre fatiados são colocados entre a pele e a moxa;

2. Moxabustão térmica: Aplicação de calor à pele por meio da moxa bastão para provocar o calor. E outra forma é uma moxa do tamanho de um grão de soja é colocada diretamente no ponto de acupuntura para provocar calor e é retirada antes de queimar a pele. Essa abordagem permite a aplicação controlada de calor.

③ *Ação da moxabustão*

Está confirmado que a moxabustão atua sobre o sistema nervoso autônomo e afeta o sistema endócrino. Sabe-se que as proteínas desnaturadas liberadas pelas pequenas queimaduras locais da moxabustão são absorvidas pelo sangue, desencadeando uma resposta inflamatória local que pode causar o aumento de leucócitos imaturos, reforçando o sistema imunológico.

- Aumento dos glóbulos vermelhos, melhorando o fluxo sanguíneo;
- Ação hemostática, melhorando a função plaquetária e acelerando a cura;
- Aumento dos glóbulos brancos, protegendo o organismo contra inimigos externos.

1.24 Função das pernas e dos pés

A parte inferior do corpo humano tem dois terços dos músculos de todo o corpo, e, ao caminhar, os estímulos nervosos das plantas dos pés e vários músculos da parte inferior do corpo são transmitidos ao córtex sensorial do neocórtex (onde ocorre o reconhecimento do movimento, como o movimento dos membros).

No processo, o tronco cerebral (que contém os centros reguladores da respiração, pressão arterial e temperatura corporal e mantém a homeostase no corpo humano, como a manutenção de uma temperatura corporal constante) é estimulado, e durante a caminhada a circulação sanguínea por todo o cérebro é melhorada.

Caminhar é um exercício excelente, pois envolve o trabalho de mais de 200 músculos do total aproximado de 400 usados para mover o corpo humano. Os músculos da panturrilha das pernas, também conhecida como o segundo coração, se contraem no movimento de caminhar e desempenham um papel importante ao auxiliar a bombear o sangue em direção ao coração.

As pernas, desde a base dos dois pés até as pontas dos dedos, incluindo a pelve, fazem parte dos membros inferiores; O pé é considerado desde o tornozelo até a ponta do dedão, ou seja, toda a parte onde se calça o sapato. A Figura 41 descreve a função de cada músculo da perna.

Figura 41 – Funções de cada músculo da perna

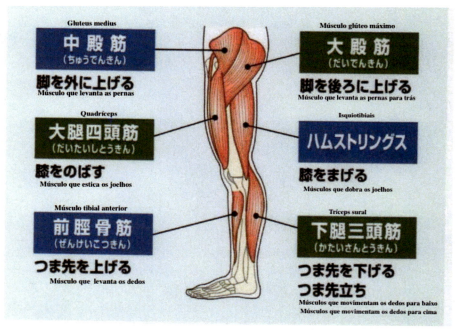

Fonte: JAPÃO (2009, p. 20)

1.25 Ossos do pé

1.25.1 Número de ossos do pé

Existem 206 ossos em todo o corpo humano, dos quais cerca de 1/4 (56) está concentrado nos dois pés (cada um com 28). A estrutura complexa formada por músculos, tendões e ligamentos dos pés é que permite aos humanos caminhar sobre duas pernas.

1.25.2 Funções dos ossos do pé

1. Adaptar a sola às ondulações do solo;
2. Distribuir a força de impacto do solo para cada osso, ligamento, tendão e músculo;
3. Corrigir os desequilíbrios no corpo e controlar a postura.

Portanto, as limitações funcionais decorrentes de uma entorse do tornozelo, tais como dor, inchaço e redução da amplitude de movimento, impactarão negativamente o corpo inteiro, já que as três funções não serão plenamente cumpridas.

Os dedos dos pés são formados por falanges, sendo o dedão do pé (hálux) composto por duas, enquanto os demais dedos dos pés são formados por três pequenos ossos cilíndricos cada, perfazendo um total de 14 falanges nos cinco dedos.

Além disso, o pé apresenta cinco metatarsais, responsáveis pela formação da articulação na base dos dedos anteriores, que compõem o arco do pé (Figura 42), e sete tarsais, que compõem o calcanhar. Adicionalmente, cada pé possui dois pequenos ossos sesamoides no tendão do músculo flexor curto do hálux (Figura 43).

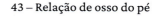

Figura 42 – Arco do Pé Figura   43 – Relação de osso do pé
Função de amortização

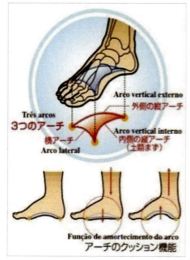

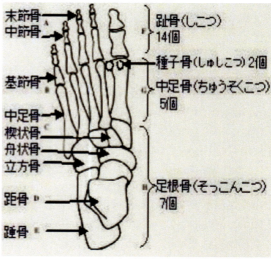

Fonte: ARCO DO PÉ (2015, p. 1)   Fonte: RELAÇÃO DE OSSO DO PÉ (2018, p. 1)
(A) Falange distal e medial;
(B) Falange proximal;
(C) Osso metatarso; Osso cuneiforme; Escafoide; Cúbico;
(D) Tálus;
(E) Calcâneo;
(F) Falanges (14 ossos);
(G) Metatarso (5 ossos); Sesamoide (2 ossos);
(H) Tarso, composto por 7 ossos: Cuneiforme (3), Cuboide, Navicular, Tálus, Calcâneo.

1.26 Anormalidade do pé é a causa de doenças

As afirmações seguintes foram retiradas dos dois livros referidos anteriormente.

1.26.1 O peso é suportado em seis pontos em ambos os pés

Os pés são extremamente importantes para a postura. O corpo funciona como qualquer outra máquina: quando uma parte da máquina funciona mal, sobrecarrega outras partes. Se uma parte do esqueleto for deslocada, haverá fricção e excesso de trabalho nas articulações.

Os pés são a base que sustenta o corpo. A sobrecarga na base do pé é deslocada muito acima dele, até o pescoço. Essa é a razão pela qual uma pessoa com algum problema nos pés sente desconforto em todo o seu corpo.

Examinando-se mecanicamente o pé direito: o peso do corpo é suportado pela tíbia e fíbula que se estendem até os tornozelos. No pé, os arcos plantares são divididos em arcos verticais e horizontais. Os ossos sesamoides do dedão do pé (hálux) representam um ponto comum de ambos os arcos, proporcionando um apoio crucial. Cada pé é apoiado em três pontos, resultando em seis pontos de apoio para suportar eficientemente o peso total do corpo (Figura 42).

1.26.2 Reflexo neural a partir dos pés

1.26.2.1 Pé e corpo inteiro

A bursite do tendão calcâneo é caracterizada por uma inflamação e dor no tendão do calcâneo, também conhecida como tendão de Aquiles. Ademais, na maioria dos casos, as pessoas com essa dor costumam ter a doença de Albert (Sever).

Uma outra doença, denominada neuroma de Morton, provoca uma dor neuropática causada pela compressão do nervo que passa entre o terceiro e o quarto dedo do pé. Quem sofre com neuroma de Morton, muitas vezes, apresenta também a doença de Albert (Sever) no lado oposto. Raramente ambas as doenças aparecem no mesmo lado ao mesmo tempo.

Ocorre um efeito zigue-zague proveniente de problemas no pé, por exemplo, uma pessoa com neuroma de Morton no pé direito tem doença de Albert (Sever) do lado esquerdo, dor no joelho direito e costuma também ter inflamação no cólon esquerdo.

Dessa forma, um pé com problema afeta o lado contrário do corpo de forma ascendente, como um zigue-zague (Figuras 44 a 46).

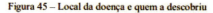

Figura 44 –
Os problemas com os pés provocam desarranjos nas partes mais altas do corpo.

Figura 45 – Local da doença e quem a descobriu

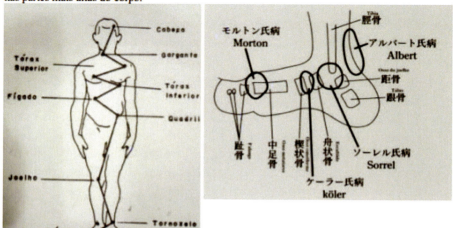

Fonte: Nishi (1982, p. 124)　　　　　　　Fonte: Kouda (1996, p. 155)

Figura 46 – Diversas dores na planta do pé

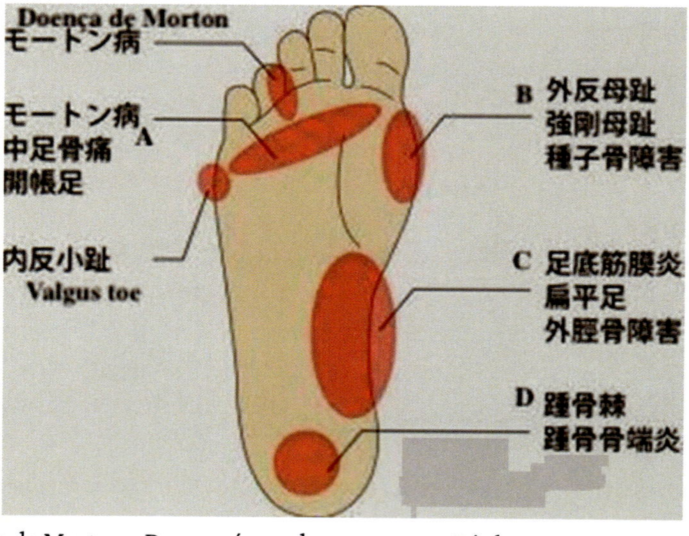

(A) Doença de Morton - Doença óssea do metatarso - Pé chato;
(B) *Hallux valgus* - *Hallux rigidus* - Desordem dos ossos sesamoides;
(C) Fascite plantar - Pé chato - Distúrbio externo da tíbia;
(D) Esporão - Osteomielite do tornozelo.
　　　Fonte: DIVERSOS DORES NA PLANTA DO PÉ (2017, p. 1)

1.27 Entorse do tornozelo

1.27.1 Introdução

As entorses de tornozelo geralmente ocorrem quando uma pessoa não percebe um degrau ou um desnível na calçada. Esportistas, maratonistas e outros atletas também correm o risco de sofrer entorses. O tipo mais comum é a entorse em inversão, na qual o tornozelo se torce para dentro, resultando em estiramento do ligamento lateral do tornozelo (Figura 47).

Uma entorse de tornozelo é uma lesão na qual os ligamentos, tendões e cartilagem da articulação são danificados em razão de uma torção não natural. Os vasos sanguíneos na área da articulação assim como os vasos internos são danificados, ocorrendo sangramento interno e provocando inchaço na área.

Pode ocorrer em qualquer articulação do corpo, sendo a mais comum no tornozelo e nos dedos. Essas inflamações e lesões causam dor.

1.27.2 Ligamentos

Os ligamentos são fios fibrosos que atravessam as articulações e ligam osso a osso. A articulação danificada pode resultar em limitações de movimento e comprometer a estabilidade. Dependendo do grau da torção, além dos ligamentos, os músculos e tendões também estão sujeitos a serem danificados.

Uma tensão ligamentar intensa tem potencial para provocar uma fratura de avulsão, na qual parte do osso é desprendida. A entorse do tornozelo é capaz de danificar ou romper o ligamento talofibular anterior e posterior e o ligamento calcaneofibular, responsáveis pela estabilidade lateral do tornozelo (Figura 48).

Quando os músculos parecem estar em boas condições e a movimentação do tornozelo está normal, algumas pessoas costumam acreditar que o problema foi resolvido e voltam à sua vida diária, mesmo que os ligamentos estejam danificados. E aí podem ocorrer os efeitos secundários de uma entorse de tornozelo.

Figura 47 – Entorse medial do tornozelo direito (inversão)

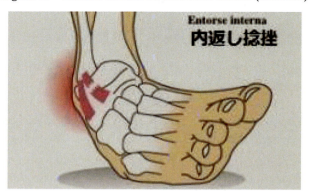

Fonte: ENTORSE MEDIAL DO TORNOZELO DIREITO (2015, p. 1)

Figura 48 – Ligamentos da articulação do tornozelo direito

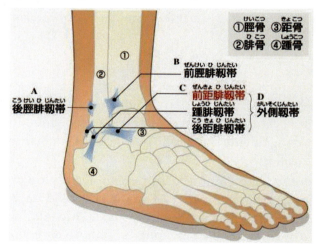

A: Ligamento da panturrilha da tíbia posterior;
B: Ligamento tibial anterior;
C: Ligamento anterior da panturrilha - Ligamento do calcanhar - Ligamento posterior da panturrilha;
D: Ligamento lateral;

① Tíbia; ② Fíbula; ③ Tálus; ④ Calcâneo.
　Fonte: LIGAMENTOS DA ARTICULAÇÃO DO TORNOZELO DIREITO (2024, p. 1)

1.27.3 O distúrbio da Articulação Temporomandibular (ATM) causado por entorse de tornozelo

De acordo com *No final, seu sistema imunológico irá salvá-lo*, do Drs. Yasunori Hori e Abo (2014, p. 136), uma entorse de tornozelo é capaz de fazer com que os músculos do tornozelo se desloquem, fazendo com que a pessoa, inconscientemente, caminhe de forma a preservar o tornozelo, afetando a postura e podendo causar distúrbio da ATM.

Esse distúrbio gera causar dor na articulação temporomandibular, estalos ao abrir e fechar a boca, travamento da articulação, dificuldade na mastigação, além de anormalidades no tornozelo. De acordo com a pesquisa dos Drs. Hori e Abo, as entorses no tornozelo são causadas pelos músculos tibiofibularis longos e curtos → músculo piriforme → músculo dorsal → músculo *rectus occipital* → músculo temporal → músculo masseter que, em alguns casos, causa dor.

O tratamento consideravelmente estimulante dos Drs. Hori e Abo alivia a rigidez muscular, aumenta a flexibilidade, melhora a circulação sanguínea e, em alguns casos, cura a ciática, síndrome do músculo piriforme, dor de cabeça occipital, enxaqueca e distúrbio da ATM de uma só vez.

1.27.4 Sequelas deixadas por entorse do tornozelo

A seguir, uma lista de sintomas e características das sequelas de uma entorse de tornozelo.

1. Inchaço e dores no tornozelo durante meses;
2. Diminuição da amplitude de movimento do tornozelo a ponto de não conseguir sentar-se adequadamente;
3. Ruídos de rangidos no tornozelo;
4. Desconforto constante no tornozelo.

A falta de cuidados adequados após uma entorse de tornozelo pode aumentar o risco de complicações em longo prazo. Por exemplo, na faixa etária dos 30 anos, há uma perda de massa muscular, o que, indiretamente impactar a estabilidade articular. Como resultado, por volta dos 50 ou 60 anos, a pessoa não consegue levantar adequadamente a parte posterior do pé ao caminhar, causando desalinhamentos no corpo e diferenças no movimento entre o pé esquerdo e o direito, acarretando uma variedade de sintomas.

Os mais comuns são dor na região lombar e na articulação do quadril. Dores de cabeça, no pescoço, nos joelhos e nos ombros rígidos também são comuns. Devido à dificuldade em identificar que a causa está no tornozelo, a falta de tratamento adequado para a entorse e suas consequências pode desencadear uma série de sintomas e complicações adicionais, prolongando a dor e dificultando sua identificação e tratamento, levando assim a uma dor de longa duração sem uma cura efetiva.

Nota: O "som rangente" ocorre quando há uma diminuição da amplitude de movimento ou quando o terapeuta pressiona a parte óssea com as pontas dos dedos. Esse som, no entanto, não é audível, mas percebido de forma palpável pelo terapeuta devido a uma anormalidade na parte óssea como uma fissura.

1.28 Acupuntura com moxabustão

1.28.1 O que é a acupuntura com moxa?

Nessa técnica, as agulhas de acupuntura são aquecidas, enrolando a moxa ao redor do cabo da agulha, e permitindo que o calor penetre na área afetada a partir da ponta da agulha (Imagens 7 e 8).

Imagem 7 – Tampa de acupuntura para moxa + "mogussa"

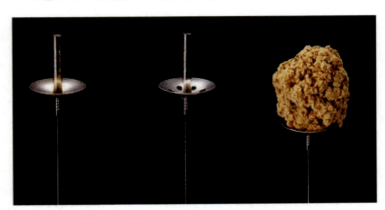

Fonte: TAMPA DE ACUPUNTURA PARA MOXA + "MOGUSSA", (2025,p.1)

Imagem 8 – Em tratamento com acupuntura e moxabustão

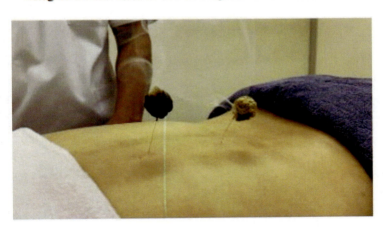

Fonte: ACUPUNTURA E MOXABUSTÃO, (2020,p.1)

Há também moxa bastão (Imagens 9 e 10) ou moxa bastão carbonizada sem fumaça (Imagem 11), que é acesa e mantida encostada na ponta da agulha de acupuntura.

O princípio é o mesmo usado por mim. Quando essa técnica é utilizada, o paciente geralmente sente uma agradável sensação de calor e de aquecimento profundo do tecido subcutâneo. É um recurso para evitar a dor provocada por uma acupuntura regular.

Imagem 9 – Tratamento da dor do segundo dedo da mão direita	Imagem 10 – Tratamento dos pontos de dor nas costas	Imagem 11 – Tratamento da dor na cicatriz de cirurgia sacra
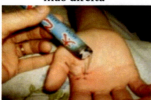	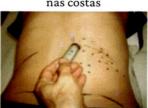	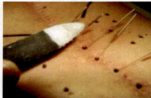
Fonte: o autor	Fonte: o autor	Fonte: o autor

O ponto mais importante a ser observado é que, quando se aquece a agulha de acupuntura com uma moxa bastão, a área afetada fica quente inicialmente e o paciente sente uma sensação agradável de calor, mas, quando começa a ficar quente demais, o paciente passa a sentir coceira. Neste período, o paciente tem a sensação de queimadura, indicando ser o momento de interromper a aplicação.

O terapeuta deve conversar sobre isso com o paciente e verificar como este se sente sobre o calor (confortável ou ardente) enquanto aquece as agulhas de acupuntura com a moxa bastão, pedindo-lhe que manifeste em voz alta seu grau de tolerância. Então, primeiro, aqueça as agulhas de acupuntura com a moxa bastão por cerca de 30 segundos (contando, mentalmente, até o número 30), e depois remova a moxa bastão das agulhas de acupuntura.

Se o mesmo ponto ainda doer, repita o tratamento por mais 30 segundos (duas repetições é o limite, segundo minha própria experiência). Essa segunda tentativa deve ser de 20 a 30 segundos no máximo, pois existe o risco de queimaduras.

Na região muscular, leva-se menos tempo para se sentir a sensação de calor, enquanto na região óssea leva-se mais tempo. Se a ponta da agulha de acupuntura for sentida quente, a dor no ponto sensível terá desaparecido.

Se a dor na área afetada for extremamente intensa e a sensação de calor demorar muito, pode-se entender que a área requer mais calor (energia) e está mais inflamada e dolorida. Assim, ao aplicar a acupuntura com agulha e moxa bastão, é necessário ter em mente que a sensação de calor é sentida mais cedo na área muscular do que na área óssea e que existem diferenças individuais quanto à tolerância.

1.28.2 Exemplos de excesso de tratamento térmico com acupuntura e moxabustão

Eles mostram a relação entre o tempo transcorrido e o grau de excesso de tratamento térmico.

Caso 1

AHSY (homem, 47 anos, 1,65 m, 53 kg)

A Imagem 12 mostra o resultado da quantidade excessiva na aplicação de acupuntura e moxabustão: os círculos na superfície da pele estão brancos. Seis dias depois da consulta (Imagem 13), no entanto, esses círculos não eram mais visíveis e a aparência das costas estava normalizada.

Imagem 12 – Excesso de aplicação com agulha e moxabustão (08/12/2015)   Imagem 13 – Seis dias depois (14/12/2015)

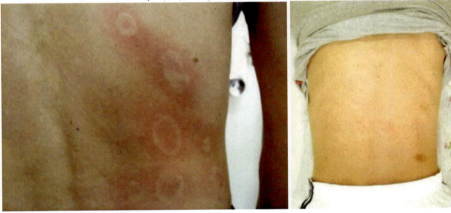

Fonte: o autor   Fonte: o autor

Caso 2

NPF (homem, 52 anos, 1,70 m, 80 kg)

No segundo caso, o paciente havia trabalhado nos Correios e tinha usado sua mão e seu braço direito durante muito tempo para separar a correspondência, tornando os músculos da parte inferior da omoplata direita muito doloridos.

Por esse motivo, ele procurou meu consultório. Durante a aplicação da moxa, o paciente não sentiu o calor da moxabustão por mais de

30 segundos, o que resultou em moxabustão excessiva. Expliquei-lhe a situação com sinceridade para que entendesse que a minha intenção no tratamento era de obter uma melhora mais rápida, e ele me compreendeu.

A Imagem 14 mostra como ficou a pele logo após a moxabustão em excesso. A Imagem 15, o processo de cicatrização da queimadura após 35 dias da consulta. Depois de 130 dias (Imagem 16), a cicatriz ainda estava visível na pele. Um ano e nove meses depois (Imagem 17), a área afetada por moxabustão excessiva estava completamente cicatrizada.

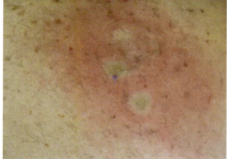

Imagem 14 – Excesso de aplicação com agulha e moxabustão (31/07/2010)

Fonte: o autor

Imagem 15 – Após 35 dias (setembro de 2010)

Fonte: o autor

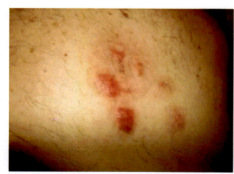

Imagem 16 – Após 130 dias (11/12/2010)

Fonte: o autor

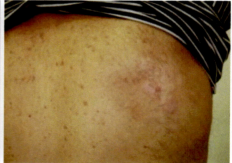

Imagem 17 – Após um ano e nove meses (24/04/2012)

Fonte: o autor

1.29 Como identificar os pontos de acupuntura

1.29.1 Introdução

Na prática moderna de acupuntura e moxabustão, os pontos de acupuntura (meridianos) representam áreas sensíveis nas quais as funções fisiológicas e alterações patológicas do corpo humano se manifestam em regiões específicas da superfície corporal. Esses pontos são considerados anormalidades patológicas, locais reativos durante exame, e pontos de estimulação para acupuntura e moxabustão (Figura 49)

Figura 49 – Apresentação dos pontos de acupuntura na superfície do corpo

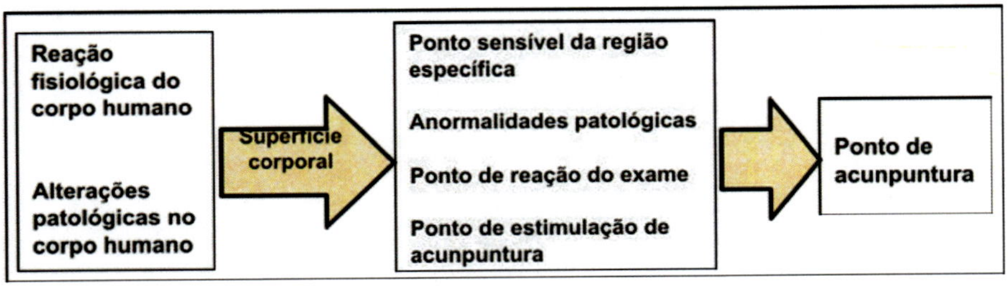

Fonte: MORI (2004, p. 2)

1.29.2 Tipos de pontos de acupuntura (meridianos)

Existem quatro pontos de acupuntura (meridianos) que podem ser sentidos na ponta dos dedos. E as sensações são as seguintes (Figura 50):

1. Endurecimento
2. Depressão
3. Ponto dolorido
4. Tensão

Figura 50 – Reação dos pontos de acupuntura

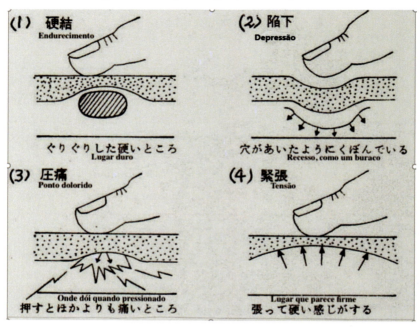

Fonte: MORI (1971, p. 28)

Figura 51 – Como identificar pontos de acupuntura

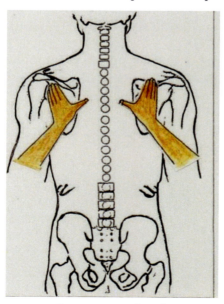

Fonte: o autor (2019)

1.29.3 Como identificar pontos de acupuntura

A maioria dos pacientes vem à clínica queixando-se de múltiplas "dores" em mais de uma parte do corpo. Um paciente, por exemplo, havia torcido o tornozelo esquerdo. Sem ter se recuperado completamente, ele sofreu uma queda e fraturou o punho direito. Por não poder usar a mão direita, ele passou a usar a mão esquerda excessivamente. Com isso, passou a ter dificuldade para caminhar, pois, por anos, negligenciara o tornozelo esquerdo.

Sem receber tratamento adequado, o paciente veio à clínica e relatou que, inicialmente, imaginava que a dor não demoraria a desaparecer. No entanto, a dor persistiu por meses e, após alguns anos, o quadro se agravou, resultando em múltiplas dores.

Um exemplo prático do uso do ponto de acupuntura mais comum, conhecido como ponto dolorido (Attsuu), é apresentado a seguir.

Parte 1: O terapeuta primeiro pergunta ao paciente onde está a dor.

Parte 2: A primeira dor que o paciente relata é a mais acentuada e, quando tratada, pode-se localizar em outro lugar. O paciente geralmente fica surpreso quando o terapeuta detecta um ponto de que aquele não sabia e este elimina a dor com a ponta dos dedos.

O desalinhamento do esqueleto pode levar à compressão nervosa e à dor.

Acreditamos que existem dois tipos de dor: a dor causada por desalinhamento do corpo e a localizada.

A propósito, ainda que haja diferença no comprimento das pernas e desalinhamento corporal, ao eliminar a dor através do tratamento, ambos são corrigidos.

No entanto, se o desalinhamento corporal persistir mesmo após o tratamento da dor, então a causa desse desalinhamento não é atribuída apenas à dor.

De qualquer forma, o objetivo do terapeuta é de eliminar qualquer dor que o paciente sente.

Parte 3: Um outro exemplo: se um paciente reclamar de dor no lado direito entre a coluna vertebral e a escápula, ele tem que ser colocado na posição prona (Figura 51). O terapeuta, então, coloca a mão esquerda no lado esquerdo do paciente, na área contralateral normal e indolor, e a mão direita no ponto dolorido. A seguir, palpa a pele com as pontas dos dedos, principalmente com o dedo indicador e o médio, para localizar os pontos sensíveis.

O terapeuta precisa concentrar a atenção na diferença sensorial entre a sensação da ponta do dedo na área normal do lado esquerdo e a da ponta do dedo da mão direita na área afetada para localizar os pontos sensíveis. Esses pontos sensíveis próximos à superfície da pele são passíveis de serem detectados pela parte da impressão digital dos dedos indicador e médio; enquanto pontos sensíveis mais profundos, com o polegar.

Neste caso, é necessário detectar e identificar com precisão com a ponta do dedo se a dor está localizada nos músculos ou nos ossos. Se a dor estiver na parte óssea, às vezes há um ponto sensível contínuo. Nas costelas ou na tíbia, é válido pensar como uma fenda óssea contínua. Para obter precisão ao identificar as dores na área afetada, é necessário tempo e experiência. Recomenda-se verificar os pontos de acupuntura enquanto verifica o grau de dor do paciente.

1.30 Notas complementares

Algumas delas estão duplicadas, mas são descritas para aprofundar a compreensão dos métodos "mogussa" e moxabustão.

1.30.1 Origem da moxa e sua introdução no Japão

A moxabustão originou-se na China há milhares de anos, quando os humanos usavam o fogo para aquecer partes frias do corpo ou para tratar doenças aplicando, na parte afetada, pedras aquecidas em temperatura apropriada. Ela foi introduzida no Japão pela China com o budismo, há cerca de 1.200 anos. Em português, o termo "moxabustão" é formado por "moxa" (mogussa) + combustão (queima).

1.30.2 O que é "mogussa"?

A moxa "mogussa" é produzida a partir das folhas do absinto (nome científico: *Artemisia L.*), que é uma erva perene da família *Asteraceae*, uma espécie selvagem que cresce nas montanhas, nos campos e ao longo das margens das estradas no Japão. Sua altura varia de 30 cm a mais de 1 m. As folhas de absinto têm uma superfície verde e uma face inferior esbranquiçada. Em uma observação mais detalhada, percebe-se que a face inferior é densamente coberta de pelos brancos. Essa característica, que é semelhante ao algodão, é conhecida como moxa "mogussa". Sua particularidade é que, quando acesa, ela libera, sem chama, calor cuja temperatura não é muito alta.

Imagem 18 – *Artemisia L.*

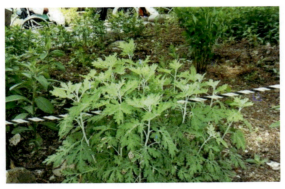

Fonte: o autor

Imagem 19 – "Mogussa" (250 g de "mogussa" da Ibuki) (de qualidade superior)

Imagem 20 – "Mogussa"

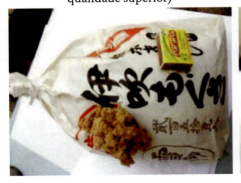
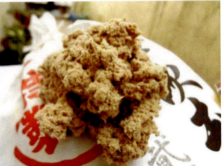

Fonte: o autor

Fonte: o autor

1.30.3 O Japão atribui mais importância à moxabustão do que a China

Na verdade, a moxabustão do Japão é superior à da China.

A moxabustão pode ser classificada em moxabustão direta e moxabustão indireta. Na direta, a moxa é aplicada diretamente à pele; e, na indireta, é aplicada a certa distância da pele.

Atualmente, o método mais comum de moxabustão na China é o uso de moxa bastão, no qual a moxa tem a forma de um bastão e a fonte de calor é aquecida distante da pele.

Imagem 21 – "Bo-kyu" (Moxa bastão)

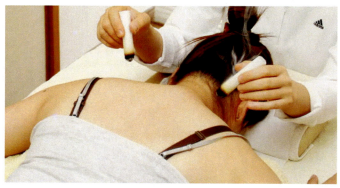

Fonte: "BO-KYU" (MOXA BASTÃO) (2024, p. 1)

Imagem 22 – Moxabustão direta

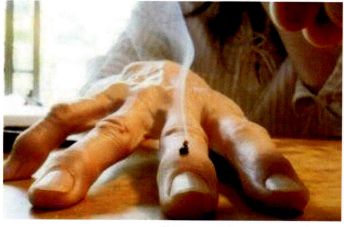

Fonte: MOXABUSTÃO DIRETA (2018, p. 1)

A moxabustão direta é o método mais usado no Japão. Ela causa queimaduras e carbonização ou semicarbonização da área (Figura 52), produzindo "histotoxinas" (proteínas desnaturadas), aumentando a autoimunidade, graças ao aumento das células do sistema imunológico tanto em número quanto em atividade.

Isso é o que o Dr. Shimetaro Hara demonstrou usando moxabustão para o tratamento da tuberculose.

Figura 52 – Alterações na pele devido à moxabustão direta

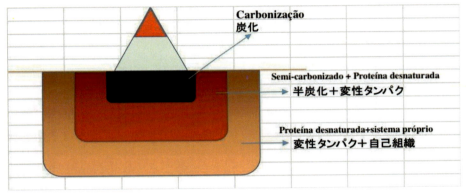

Fonte: EFEITO DA MOXA DIRETA (2019, p. 1)

"Moxa torcida" é o processo de moldar a moxa no formato desejado com os dedos. A moxabustão japonesa pode ser feita torcendo-se a moxa fina ou grossa, ou torcendo-a dura ou solta, dependendo dos sintomas e da finalidade de uso.

Na China, a tecnologia da acupuntura se desenvolveu tanto que a maioria das doenças tratadas com moxabustão pode ser tratada com acupuntura; por isso, o uso de moxabustão direta diminuiu. Na acupuntura chinesa, a moxa fica presa na ponta da agulha de acupuntura e queimada durante a aplicação.

1.30.4 A quantidade (dose) de estimulação por moxabustão

Tamanho da moxa: as grandes têm estímulo forte; as pequenas, estímulo fraco.

Nível de moldagem: a moldagem dura tem um estímulo forte; a suave, um estímulo fraco.

Número de aplicações de moxa: maior número tem forte estimulação; menor número, fraca estimulação.

1.30.5 Tipos de moxabustão

Há basicamente dois tipos: a que é colocada diretamente na pele para deixar uma cicatriz e a que é colocada indiretamente na pele, sem deixar nenhuma cicatriz.

1.30.5.1 Moxabustão direta

① **Moxabustão térmica: penetração de calor**

O terapeuta deve colocar uma moxa moldada diretamente sobre a pele, acendendo-a com um incenso e queimando-a até o fim. O tamanho da moxa é basicamente o de um grão inteiro de arroz ou a metade de um grão (Imagem 23).

Imagem 23 – Moxabustão térmica

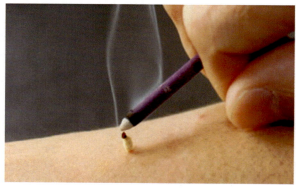

Fonte: EFEITO DA MOXA DIRETA (2019, p. 1)

② **Procedimento de moxabustão térmica**

O procedimento para a moxabustão térmica é descrito por meio da imagem a seguir (Figura 53).

Figura 53: Procedimento da moxabustão direta

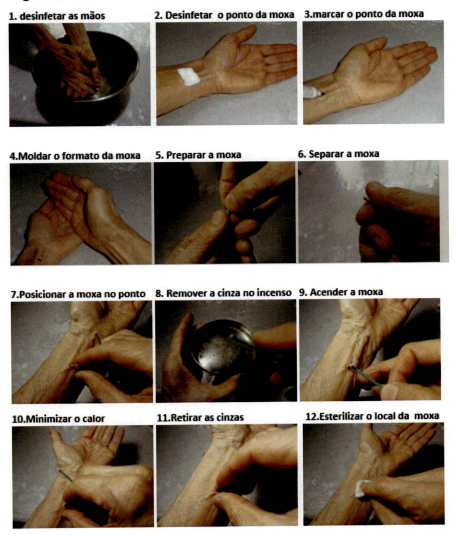

Fonte: o autor

③ **Moxabustão queimada**

Colocada em verrugas, calos do pé ou outras áreas. Queimar com moxa dura e retorcida. Veja a seguir.

Imagem 24 – Moxabustão queimada

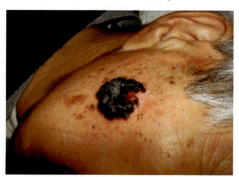

Fonte: o autor

1.30.5.2 Moxabustão sem cicatriz

① **Moxabustão térmica**

Coloque uma moxa moldada do tamanho de um grão de feijão ou de uma ponta do dedo, remova-a com a ponta dos dedos ou com uma pinça quando sentir forte calor. Veja a seguir.

Imagem 25 – Moxabustão térmica

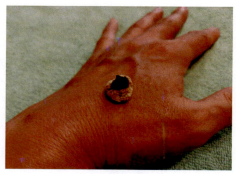

Fonte: MOXABUSTÃO TERMICA (2019, p. 1)

② **Moxabustão com outros materiais**

Nesse tipo de moxabustão, é colocado um material entre a moxa e a pele, como gengibre, alho (Imagem 26) ou folha de nespereira.

Outro método utiliza um anel de bambu, colando-se um papel na sua extremidade. Deposita-se o sal sobre ele e queima-se a moxa (Imagem 27).

Imagem 26 – Moxa em cima de outros materiais (esquerdo: alho, direito: gengibre)

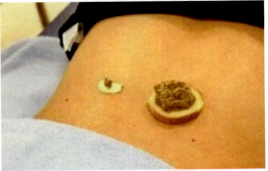

Fonte: MOXA EM CIMA DE OUTROS MATERIAIS, (2015, p.1)

Imagem 27 – Moxabustão com sal

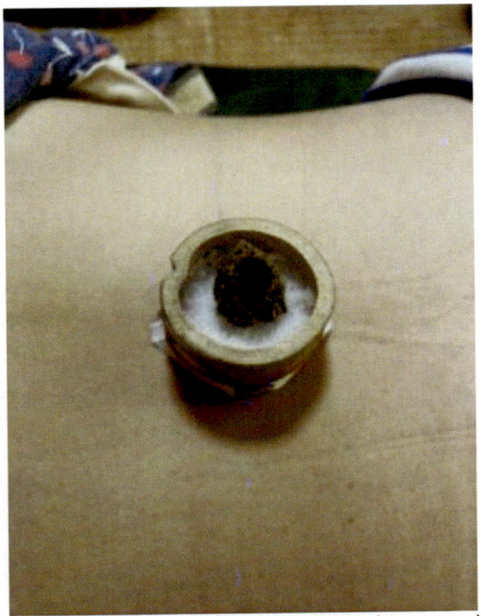

Fonte: MOXABUSTÃO COM SAL, (2023, p.1)

③ **Moxa bastão**

Uma moxa em forma de bastão é colocada perto da pele. É o método mais usado na China. Veja a seguir.

Imagem 28 – Moxa bastão

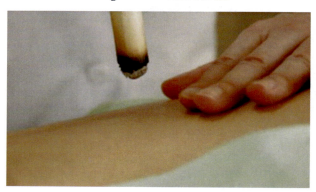

Fonte: MOXA BASTÃO, (2024, p.1)

④ **Moxa na ponta da agulha de acupuntura**

A agulha de acupuntura é aplicada à pele e a ponta do cabo é coberta com uma moxa arredondada. A moxa é queimada a fim de obter os efeitos da acupuntura e da moxabustão.

Imagem 29 – Acupuntura com agulha e moxabustão

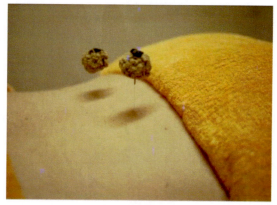

Fonte: ACUPUNTURA COM AGULHA E MOXABUSTÃO, (2021, p.1)

1.30.6 Instrumentos usados no Centro de Tratamento Kishimoto

Os instrumentos de 1 a 8 e 11 a 15 são usados no tratamento de acupuntura e os de 9 a 10 e 16 a 20 no tratamento de Yawara Seitai.

Imagem 30 – Relação de Instrumentos usados

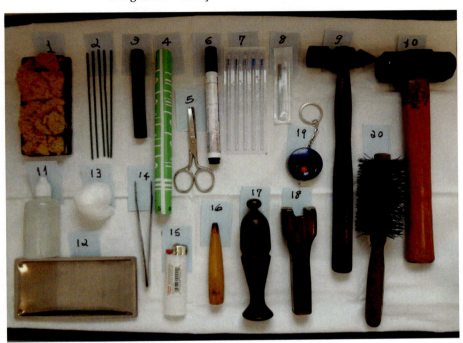

1. Moxa;
2. Incenso;
3. Moxa bastão carbonizada;
4. Moxa bastão;
5. Tesoura;
6. Caneta para anotar os pontos de pressão;
7. Agulha de acupuntura Disbo 0,3 mm x 75 mm;
8. Agulha de acupuntura Disbo 0,2 mm x 50 mm;
9. Martelo 250 g;
10. Martelo 500 g;
11. Álcool 70%;
12. Bandeja de agulhas de acupuntura;
13. Algodão;
14. Pinça;
15. Isqueiro;
16. Bastão de busca;
17. 凸-timbo;
18. Y-timbo;
19. Fita métrica;
20. Escova de cabelo.

Fonte: o autor

Parte 2

2. SESSÃO DE TRATAMENTO

**Relatório de tratamentos da Clínica Kishimoto
(Acupuntura · Moxaterapia · Yawara Seitai)**

2.1 Ordem do tratamento

A duração de uma sessão na Clínica Kishimoto é de aproximadamente 50 minutos.

Para fazer o tratamento, recomenda-se usar roupas confortáveis.

O paciente deve primeiro preencher o formulário (Figura 1) descrevendo o seu estado de saúde.

2.1.1 Formulário do paciente: conteúdo

1. Nome, idade, sexo, como ficou sabendo da clínica, endereço, número de telefone (residencial e celular), e-mail, altura, peso, pressão sanguínea;
2. Queixa principal e outras queixas secundárias;
3. Acidentes sofridos até o momento (acidente de trânsito, quedas na rua, na escada etc.);
4. Faz uso de algum medicamento ou está realizando algum tratamento de saúde no momento?

Figura 1 – Formulário

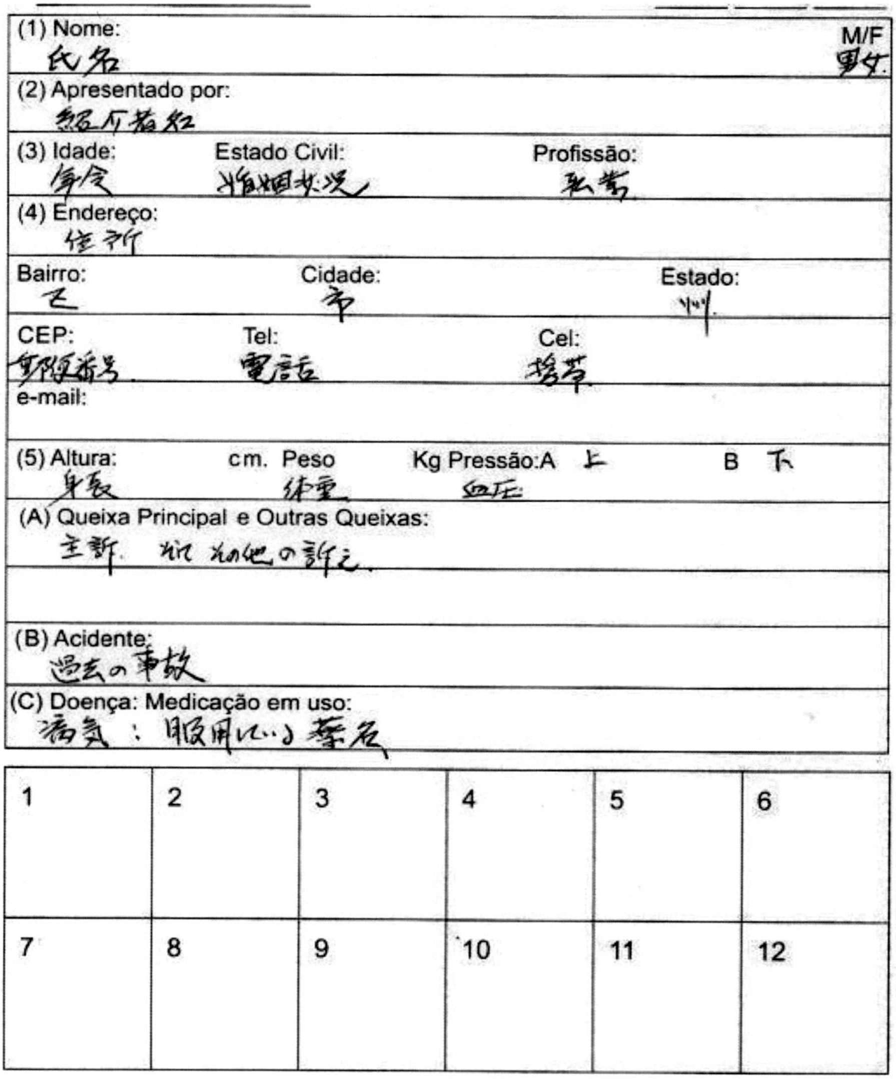

(1) Nome: 氏名	M/F 男女

(2) Apresentado por:
紹介者名

(3) Idade: 年令	Estado Civil: 婚姻状況	Profissão: 私業

(4) Endereço:
住所

Bairro: 乙	Cidade: 市	Estado: 州

CEP: 郵便番号	Tel: 電話	Cel: 携帯

e-mail:

(5) Altura:　　　cm. Peso　　　Kg Pressão:A 上　　　B 下
身長　　　体重　　　血圧

(A) Queixa Principal e Outras Queixas:
主訴　他 その他の訴え。

(B) Acidente:
過去の事故

(C) Doença: Medicação em uso:
病気： 服用している薬名

1	2	3	4	5	6
7	8	9	10	11	12

Fonte: o autor

Durante a consulta clínica, a maioria dos pacientes se queixa de dores físicas. É necessário avaliar se a dor e os demais sintomas se originam de uma dor pontual em parte específica do corpo, de alguma distensão ou acidente sofrido.

A dor que os pacientes sentem no corpo é, inicialmente, uma dor forte; seguida de uma segunda e de uma terceira dor, e pode se mover de lugar ao longo do tratamento, desaparecendo em um ponto e surgindo em outra parte do corpo. Isto provavelmente se deve ao fato de que, na medida em que um desequilíbrio do corpo é corrigido, o local da dor pode mudar.

O tratamento é finalizado quando todos os desequilíbrios físicos são corrigidos e as dores e os desconfortos acabam.

Para que os pacientes fiquem tranquilos, é recomendado avisá-los de que, após a primeira sessão do tratamento, a dor poderá continuar por dois ou três dias. Instrua-os a aquecer o local dolorido e a evitar fazer exercício físico durante o período de tratamento.

Caso seja necessário mais de uma sessão para a conclusão do tratamento, é conveniente alertar o paciente, no ato do novo agendamento, de que o número de sessões varia caso a caso.

2.1.2 Fluxo do tratamento

1. O paciente deve permanecer deitado na posição supina para o terapeuta fazer a medição do ponto central do maléolo medial ao umbigo (Figura 2 e Imagem 1).
2. Essa medição permite identificar se há algum desequilíbrio físico ou não. O comprimento das pernas esquerda e direita precisa ser registrado no formulário de consulta.

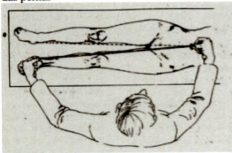

Figura 2 – Medição do comprimento das pernas

Fonte: Hoppenfeld (1984)

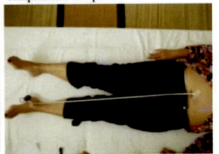

Imagem 1 – Como fazer a medição do comprimento das pernas

Fonte: o autor

O terapeuta deve verificar os ângulos dos pés direito e esquerdo e registrá-los no formulário de consulta, durante e após tratamento. Em caso de deslocamento para trás, perna curta levantada; e, em caso de deslocamento para frente, perna curta abaixada.

3. Em seguida, o terapeuta posiciona-se posicionar diante da parte superior da maca (onde está a cabeça do paciente) e, usando a ponta dos dedos, verificar os ossos do pescoço. Se houver anormalidade em alguma das sete vértebras cervicais, pode ser indicação de um desequilíbrio físico.

4. Após a sequência de 1 a 3, o paciente permanece permanecer em posição prona, permitindo o relaxamento dos músculos corporais para otimizar o tratamento. A técnica Yawara Seitai (Figura 2) é empregada com o objetivo de realinhar a estrutura esquelética humana para sua posição correta. É necessário que o paciente fique deitado de barriga para baixo, com os braços estendidos ao longo do corpo, palmas voltadas para baixo. E o travesseiro apoiando a região peitoral, de forma que o queixo do paciente fique para fora. Para sinalizar o início do tratamento, o terapeuta desliza suavemente deslizar a palma das mãos ao longo das costas do paciente, repetindo esse movimento por três vezes.

Na técnica de massagem Yawara Seitai, o terapeuta movimenta o punho, enquanto as pontas dos polegares friccionam levemente, gerando pressão na direção dos músculos. A pressão é aumentada gradualmente na direção dos músculos dorsais profundos. Isso é feito para amolecer os músculos do corpo e corrigir a coluna em um curto espaço de tempo sem causar dor ao paciente.

Além disso, durante o processo, a dor na coluna ou nos músculos das costas pode ser detectada e informações úteis para o tratamento são obtidas. A distorção da coluna vertebral é corrigida fixando-se o Y-timbo (Imagem 4), com a mão esquerda, na coluna vertebral desalinhada. O terapeuta, então, "martelar" a cabeça do Y-timbo (Imagem 3), com a força adequada.

Imagem 2 – Posição da massagem "Yawara"	Imagem 3 – Alinhamento da coluna com um martelo	Imagem 4 – Correção da coluna com Y-Timbo
	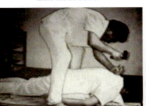	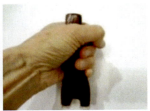

Fonte: Imagens 2-3: Nakata (1996, p. 6-7); Imagem 4: o autor

O ideal é que o tratamento seja rápido e bem-sucedido, tendo que ser concluído em uma ou três sessões para minimizar ao máximo a carga sobre o paciente.

Quanto menor for o número de sessões, menos ônus para o paciente e mais "barato" será o tratamento. Se for necessário mais de três sessões, o paciente precisa ser informado.

A interação com o paciente é fundamental para auxiliar o terapeuta durante o tratamento, já que o paciente, de certa forma, atua como orientador, permitindo que o terapeuta aprimore sua experiência clínica.

Ao tratar um paciente, o terapeuta não tem de poupar esforços para aliviar o sofrimento, a dor e a queixa do paciente. É dessa forma que se estabelece a relação de confiança, aumentando a eficácia do tratamento.

A seguir, o terapeuta deve verificar, com um ou dois dedos, se há irregularidade nas partes superior e inferior da coluna vertebral ou em algum dos lados, começando pela vértebra torácica 1.

Se for detectada irregularidade ou se o paciente relatar dor, o terapeuta irá massagear para soltar a tensão dos músculos e, em seguida, aplicar pressão com o polegar ou com Y-timbo e martelo, usando força crescente ou decrescente na área afetada.

Para aliviar dores nas escápulas, na região lombar e em outras partes do corpo, a acupuntura (agulha com moxabustão) é recomendável.

5. Em seguida, com o paciente na posição supina, o terapeuta verificará o movimento dos braços, movendo-os para cima o mais próximo possível das orelhas. Se o comprimento do umbigo aos maléolos mediais, direito e esquerdo for o mesmo, e se o ângulo

dos pés for de 60 graus, significa que não há mais desalinhamento físico.

6. Após as sessões, instruir o paciente a apoiar-se com as duas mãos na borda da cadeira e agachar e levantar algumas vezes (Imagem 5). Em seguida, solicitar que ele fique em posição ereta e faça anteflexão, abaixando o corpo até tocar a ponta dos pés com as duas mãos, mantendo a coluna e as pernas eretas (Imagem 6).

O tratamento estará concluído quando o paciente puder realizar esses movimentos sem dor ou desconforto, e quando o cotovelo flexionado chegar à parte de trás da cabeça (Figura 7).

Imagem 5 – Exercício de cócoras com apoio

Imagem 6 – Alongamento da coluna

Imagem 7 – Alongamento dos ombros (movimento dos cotovelos)

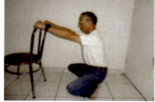
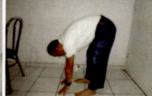
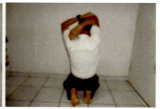

Fonte: o autor

Fonte: o autor

Fonte: o autor

2.2 Técnicas práticas de tratamento

A seguir, a descrição dos métodos de correção de subluxações da articulação do quadril que resultam em desalinhamento corporal.

2.2.1 Como identificar o desalinhamento corporal

A maneira de identificar o desalinhamento corporal é observar a diferença na altura dos ombros esquerdo e direito, que devem estar nivelados (diagnóstico bilateral do nível do ombro, Figura 17). A diferença no comprimento da perna esquerda e da direita é observada quando se usam, por exemplo, calças novas. A seguir estão alguns dos sintomas que possível observar ser detectados: andar mancando, desgastes diferentes nas solas do sapato entre o lado esquerdo e o direito, tendência a forçar um dos lados do pé etc.

A causa dessa tensão física é sobrecarregar um dos lados além da sua capacidade, o que aumenta o risco acarretar escorregões ou quedas.

O desalinhamento da articulação do quadril, conhecido como desalinhamento anterior ou posterior, resulta no desalinhamento da pelve.

Esse desalinhamento subsequente afeta a coluna vertebral, exercendo pressão sobre os nervos espinhais e comprometendo o fluxo sanguíneo e energético, incluindo o suprimento de oxigênio e nutrientes aos órgãos internos. Consequentemente, a função dos órgãos pode ser prejudicada, contribuindo para o desenvolvimento de diversas doenças.

Essa condição é considerada uma causa subjacente de diversas patologias.

O desalinhamento das vértebras torácicas 1 a 5 está associado à causar asma e enfraquecimento do coração. O desalinhamento das vértebras lombares 4 e 5, quando desalinhadas, provocam lombalgia e ciatalgia. Se essas distorções não forem tratadas, elas acabam afetando as vértebras cervicais, causando torcicolo, distúrbios do sono e parestesia.

O diagnóstico desse desalinhamento corporal é feito analisando-se o ângulo entre o pé esquerdo e o direito, com o paciente na posição supina.

2.2.2 Avaliação da posição do pé (posição supina)

2.2.2.1 Verificar subluxação da articulação do quadril pela posição do pé

Com o paciente deitado de barriga para cima (posição supina), é possível observar se há anormalidade na articulação do quadril pela posição do pé, dependendo se o pé está voltado para fora ou para dentro. Os exemplos das diferentes posições do pé (Imagens 8, a 10, Figura 3) ajudam no diagnóstico.

AKIRA KISHIMOTO – 岸本 晟著

Figura 3 – Avaliação por meio da posição do pé

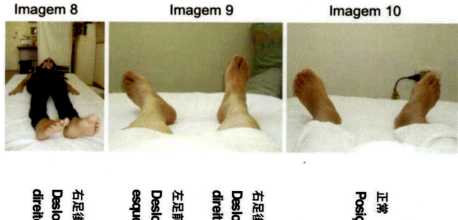

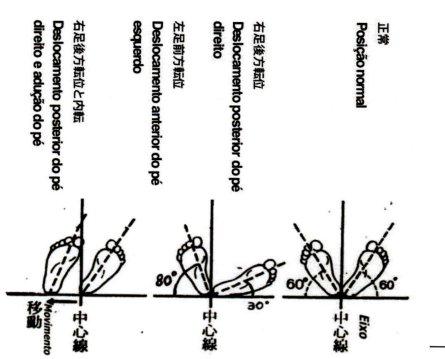

Fonte: adaptado de Matsubara (1976, p. 79)

A descrição a seguir foi extraída de *Método de saúde da coluna vertebral* (Matsubara, 1976, p. 78-80).

118

2.2.2.1.1 Posição normal do pé

O paciente deve deitar-se de costas, com as duas pernas estendidas, em uma posição confortável e relaxada, com os calcanhares em posição normal.

Se o ângulo da linha central da sola do pé for de 60° de um lado para o outro, a coluna vertebral e a pelve estarão normais e o comprimento das pernas será igual (Figura 3, item 1; Imagem 10).

2.2.2.1.2 Deslocamento anterior

O deslocamento anterior significa que a cabeça do fêmur está ligeiramente deslocada do acetábulo para a frente do corpo, e o ângulo entre a linha central da sola do pé e o chão corresponde a cerca de 30°.

Na maioria dos casos, esses deslocamentos anterior e posterior estão correlacionados, pois, se uma das pernas registra o deslocamento anterior, a outra perna geralmente estará em deslocamento posterior. A subluxação da articulação resulta em deslocamento, aumentando o comprimento da perna com deslocamento anterior e diminuindo o comprimento da perna com deslocamento posterior (Imagem 9; Figura 3 item 2).

2.2.2.1.3 Deslocamento posterior

O deslocamento posterior ocorre quando a cabeça do fêmur, seja na perna esquerda, seja na direita, é levemente deslocada do acetábulo para trás do corpo, e o ângulo entre a linha central da sola do pé e o chão é de mais de 60° (chegando a 80°), ficando quase na vertical. Nesse caso, a articulação do quadril é deslocada para trás e o comprimento da perna é menor (Imagem 9; Figura 3, item 3).

2.2.2.1.4 Deslocamento posterior do quadril e adução do pé

Quando o deslocamento posterior do quadril direito se torna grave, ocorre a adução do pé, fazendo com que o pé do lado da subluxação rode lateralmente para dentro, levando à essa condição. Se essa adução estiver presente em ambas as pernas, o resultado será o chamado joelho valgo ou pernas em X. É claro que, mesmo no caso do deslocamento anterior, pode ocorrer torção se for muito forçado, o que resulta na adução do pé. Neste caso, o próprio pé é então abduzido e a panturrilha é posicionada para dentro a partir do centro.

Quando ocorre uma forte abdução em ambos os pés, ocorre o que se chama de joelho varo ou pernas em O (Figura 3, item 4; Imagem 8).

2.2.2.1.5 Resumo

Em qualquer caso, essas posições do pé que mostram o deslocamento anterior e posterior são indicativas de inclinação pélvica e desalinhamento da coluna vertebral. A torção, o desalinhamento e a curvatura irregular da coluna vertebral, que podem ser diagnosticados pelo comprimento anormal das pernas, comprimem os nervos que passam em cada área da coluna vertebral causando distúrbios. Isso pode levar a doenças crônicas do coração, estômago, fígado e outros órgãos internos, e é o motivo para a perda de apetite, perda de energia e declínio da força física.

2.2.2.2 Medidas corretivas para restaurar a perna direita encurtada ao seu comprimento original

2.2.2.2.1 Diagrama da terapia dinâmica Isogai (Figura 4)

Este diagrama da terapia Isogai descreve corretamente os desalinhamentos do corpo e pode ser usado no tratamento para restaurar o comprimento original da perna direita encurtada.

Figura 4 – Diagrama da terapia dinâmica Isogai

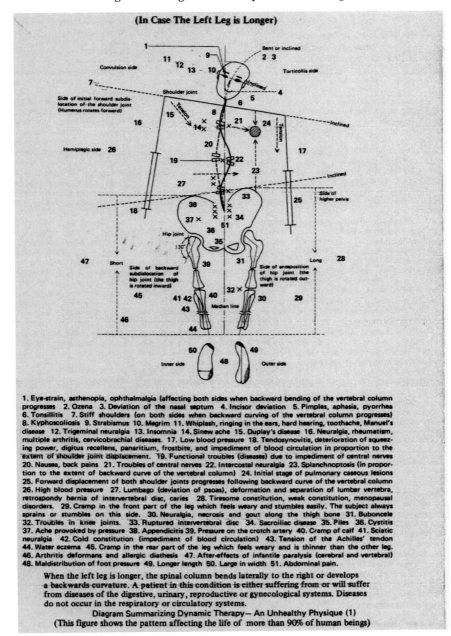

Fonte: ISOGAI (1982, p. 23). Deslocamento posterior do quadril direito: perna direita curta

Conforme mostrado na Figura 4, quando a perna direita está curta e a articulação do quadril está com deslocamento posterior, a pelve direita fica abaixada e o ombro direito levantado. Se a pelve direita abaixada for levantada para sua altura correta, o comprimento das pernas voltará a ser igual em ambos os lados.

Tenho praticado o método Suzuki de tratamento para corrigir esse problema e obtido bons resultados.

As fotografias e explicações do método de alinhamento do quadril listadas a seguir são descritas em *O método de cura de Yawara pelo processo do professor Suzuki*, de Sadakazu Nakata (1996, p. 40).

2.2.2.2.2 Articulação do quadril pela terapia Yawara Seitai- Ordem do alinhamento

Primeiro, é preciso medir o comprimento das pernas direita e esquerda e observar se há diferença entre elas. Se a direita estiver mais curta que a esquerda, a pelve direita estará mais baixa (Figura 4). O objetivo da terapia, neste caso, é o alinhamento da pelve direita em relação à esquerda.

Como mostrado na Imagem 11, o paciente deve ficar virado para o lado esquerdo, dobrando completamente a articulação do joelho direito, segurando-o firmemente com as duas mãos. A canela, voltada para a frente, em uma altura de 10 cm abaixo do joelho — e puxada na direção do peito. A perna esquerda mantém-se esticada e a posição mantida, sem modificação.

O terapeuta fica em pé, atrás do paciente, e, utilizando o calcanhar do pé dominante, realiza o movimento de "chutar" levemente o pé direito sob o calcâneo, um pouco abaixo da cabeça do fêmur, por trás. Essa técnica Yawara Seitai de quadril para "empurrar" a nádega chamaremos, para melhor entendimento, de "chute". Ele deve ser dado progressivamente mais forte, observando cuidadosamente a atitude e a condição do paciente. Enquanto se observa cuidadosamente o comportamento e a condição do paciente, a intensidade da impulsão pode ser aumentada gradualmente. É necessário ter cuidado para não pressionar os ossos da cabeça femoral e o nervo ciático, pois são regiões que podem gerar muita dor.

É importante ainda controlar a intensidade do tratamento de acordo com o sexo e a faixa etária. Para mulheres e crianças, também é aconselhável utilizar as palmas das mãos, como mostrado na Imagem 12.

Imagem 11 – Fazer o alinhamento da articulação do quadril direito com pé

Imagem 12 – Fazer o alinhamento da articulação do quadril direito com mão

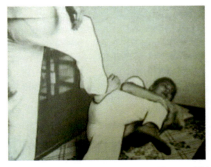
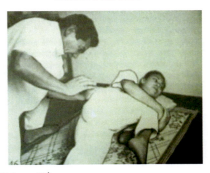

Fonte: NAKATA (1996, p. 48)

Após o tratamento prático da articulação do quadril direito, conforme mostrado na Imagem 13, a próxima etapa é virar o paciente para o lado oposto e corrigir a articulação do quadril esquerdo exatamente na mesma posição, tanto para o terapeuta quanto para o paciente. Após a conclusão desses procedimentos corretivos, os dois joelhos do paciente são comparados em termos da altura das rótulas direita e esquerda, conforme mostrado na Imagem 14. Se os joelhos estiverem paralelos e devidamente alinhados, considerar-se-á que a articulação do quadril voltou à sua posição correta. Para verificar, meça o comprimento do umbigo até o maléolo medial dos pés direito e esquerdo.

O ombro direito elevado precisa ser abaixado, com isso ambos os ombros fiquem nivelados. Se o tratamento for inadequado, o mesmo procedimento deverá ser repetido para corrigir totalmente a articulação do quadril.

Imagem 13 – Alinhar a sublluxação da articulação do quadril esquerdo com pé

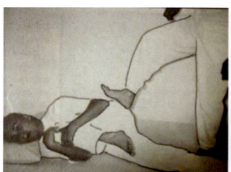

Imagem 14 – Confirmar a altura de ambas as patelas dos joelhos

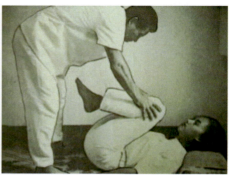

Fonte: NAKATA (1996, p. 49)

2.3 A prática de tratamento

2.3.1 Tratamento de dores de cabeça

2.3.1.1 Tratamento da cefaleia latejante

Caso 1

LSQ (mulher, 14 anos, 1,52 m, 42 kg)

A queixa da paciente era de dor latejante na parte de trás da cabeça, o que resultou em frequentes faltas na escola entre 2010 e 2014, e no último ano mal frequentou a escola.

① *Processo de tratamento*

Primeira sessão (22 de setembro de 2014)

1. Desalinhamento corporal: posição anormal do pé, com o deslocamento posterior e adução do pé direito. Comprimento das pernas (do umbigo ao maléolo medial do pé): perna direita 85 cm, perna esquerda 86 cm (Imagens 15 e 16). A nádega direita foi "chutada" para cima, usando-se a técnica Yawara Seitai, resultando no alinhamento do comprimento das pernas direita e esquerda, ambas medindo 86 cm;

2. As vértebras trácicas T3, T5 e T7 estavam desalinhadas e foram consideradas subluxadas. Com a paciente na posição prona, pressionei os ossos desalinhados com o polegar;
3. Na vértebra cervical 1, havia anormalidades (subluxação) dos dois lados. Por meio do método de correção Yawara Seitai, a vértebra foi alinhada (Imagens 33 a 36). A dor de cabeça persistente desapareceu após essa única sessão.

A. Antes do tratamento (Imagens 15 a 17): desalinhamento do corpo.

Imagem 15 – 08:06   Imagem 16 – 08:06   Imagem 17 – 08:05

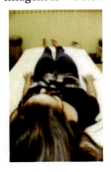 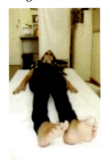 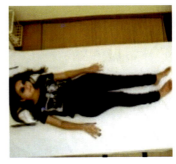

Fonte: o autor   Fonte: o autor   Fonte: o autor

B. Após o tratamento (Imagens 18 a 20): correção pela terapia Yawara Seitai.

Imagem 18 – 08:48   Imagem 19 – 08:43   Imagem 20 – 08:50

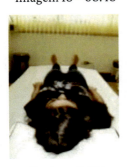 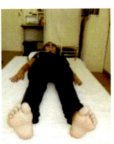 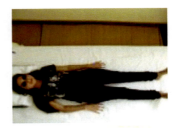

Fonte: o autor   Fonte: o autor   Fonte: o autor

Segundo tratamento: 6 de outubro de 2014

Os efeitos da primeira sessão do tratamento persistiram; por isso, a paciente não sentiu mais dor de cabeça.

Como foi identificada dor na pelve direita, foi aplicado o tratamento com acupuntura e moxa bastão. A perna direita estava um pouco curta, então a nádega esquerda foi "chutada" para cima e a pelve corrigida (Imagem 22).

Também foi identificada dor no interior das coxas esquerda e direita, que foi tratada com agulha e moxa bastão.

As posições de T2, T3 e T6 da coluna vertebral na parte superior estavam subluxadas. Por meio dos tratamentos de acupuntura e Yawara Seitai, o desalinhamento e as distorções foram corrigidos.

O tratamento com apenas duas sessões eliminou a cefaleia latejante na parte de trás da cabeça, da qual a paciente sofria havia cinco anos.

Imagem 21 – Tratamento da dor da pelve direita com acupuntura e moxa bastão

Imagem 22 – "Chute" na nádega

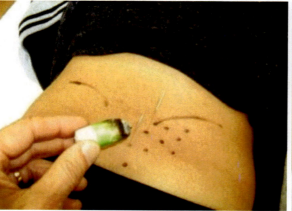

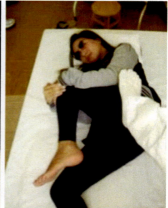

Fonte: o autor

Fonte: o autor

C. Antes do tratamento (Imagens 23 a 25).

Imagem 23 – 08:35 Imagem 24 – 08:39 Imagem 25 – 08:46

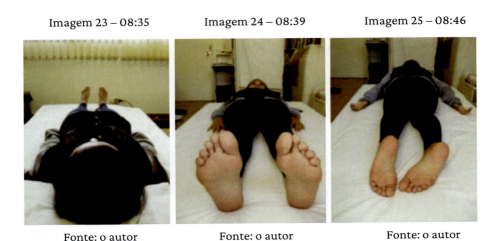

Fonte: o autor Fonte: o autor Fonte: o autor

D. Após o tratamento (Imagens 26 a 28).

Imagem 26 – 09:22 Imagem 27 – 09:20 Imagem 28 – 09:08

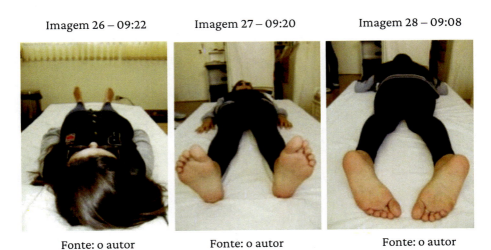

Fonte: o autor Fonte: o autor Fonte: o autor

2.3.1.2 Tratamento de cefaleia de "dor localizada"

Este é um caso de cefaleia com dor localizada não relacionada ao desalinhamento do corpo. Os pontos sensíveis foram localizados com as pontas dos dedos e tratados com agulha e moxa bastão.

Caso 1: dor na parte lateral direita do osso frontal (Imagem 29).

Caso 2: dor na região da testa do osso frontal (Imagem 30).

Caso 3: dor na região da testa esquerda do osso frontal (Imagem 31).

Caso 4: dor na região da testa direita do osso frontal (Imagem 32).

Imagem 29 – Dor no lateral direita do osso frontal
HAS (mulher, 62 anos, 27/01/2017)

Imagem 30 – Dor na testa do osso frontal
EMPO (mulher, 56 anos, 31/08/2012)

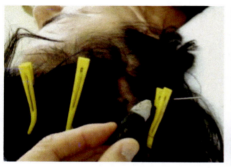

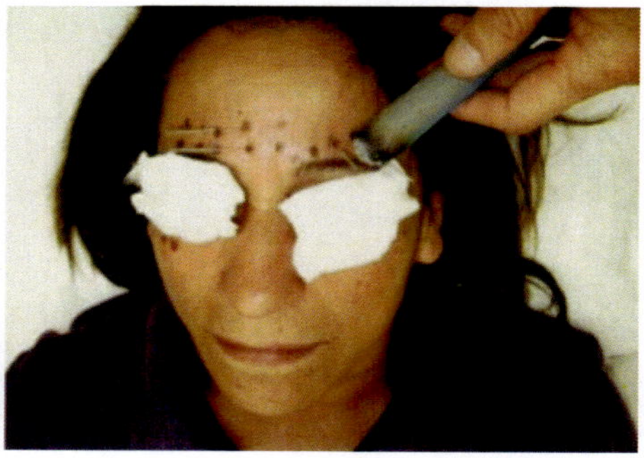

Fonte: o autor

Fonte: o autor

Imagem 31 – Dor na testa esquerda do osso frontal
TCK (homem, 30 anos, 28/02/2015)

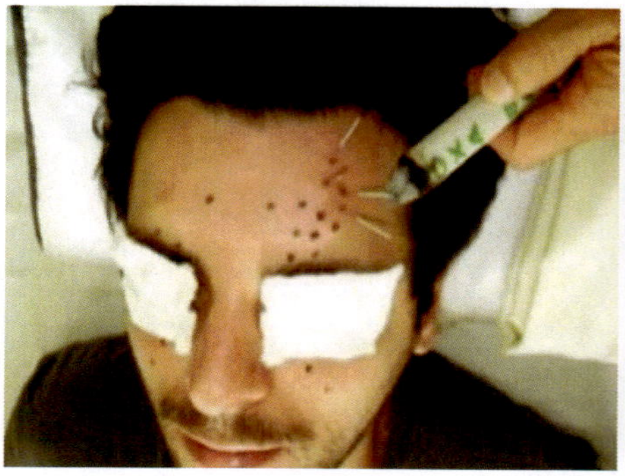

Imagem 32 – Dor na testa direita do osso frontal
CGH (homem, 46 anos, 06/07/2012)

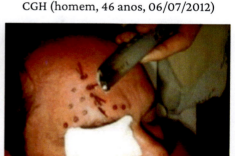

Fonte: o autor

Fonte: o autor

2.3.2 Tratamento de enxaquecas

Caso 1

KCBDS (mulher, 49 anos, 1,64 m, 54 kg)

Este é o caso de uma mulher com enxaqueca que persistiu por dez anos e se recuperou após o tratamento em apenas uma sessão.

2.3.2.1 Sintomas descritos na consulta (23 de julho de 2018)

1. Dor de cabeça;
2. Vômitos ao longo do dia, em média uma vez por mês;
3. Ondas de calor decorrentes da menopausa.

2.3.2.2 Detalhes do tratamento

1. Paciente em posição supina: Pela medição do umbigo ao maléolo, constatou-se o comprimento de 95 cm em ambas as pernas, não havendo, portanto, desalinhamento do tronco aos membros inferiores;
2. Terapeuta posicionado atrás da cabeça do paciente: Foi identificado desalinhamento da cabeça e, para correção, aplicada pressão no polegar e na palma da mão de modo que as pontas dos dedos tivessem a mesma "sensação" na parte anterior como na posterior e também nos lados esquerdo e direito da cabeça;
3. A anormalidade (subluxação) no lado direito da primeira vértebra cervical foi encontrada e corrigida pela palpação.

De acordo com o Quadro 1, "Relação entre vértebras e doenças", a primeira vértebra cervical está relacionada ao suprimento de sangue para a cabeça, glândula pituitária, cabelo, crânio, cérebro, ouvido interno e médio e também à inervação simpática. A enxaqueca é descrita como um dos sintomas provenientes do desalinhamento das vértebras.

O método de alinhamento da coluna cervical pelo Yawara Seitai é o seguinte:

A Imagem 33 mostra o terapeuta verificando as vértebras cervicais com anormalidade; a Imagem 34, o movimento de alinhamento das vértebras cervicais anormais; a Imagem 35 é uma visão ampliada do terapeuta e da paciente durante o movimento de alinhamento das vértebras cervicais anormais; a Imagem 36 mostra como a paciente se segurou no tornozelo do terapeuta para realização do alinhamento. Esta imagem ilustra um caso anormal da vértebra cervical esquerda, pois a mulher tinha a vértebra cervical direita voltada para a direção oposta.

Imagem 33 – Identificação

Imagem 34 – Movimento de alinhamento

Imagem 35 – Movimento de alinhamento

Imagem 36 – Forma da paciente segurar o pé

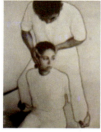
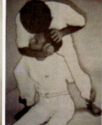
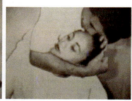
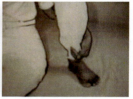

Fonte: NAKATA (1996, p. 81-82)

4. O terapeuta deve estimular o ponto de dor no lado direito da cabeça com uma agulha de acupuntura;
5. A paciente foi aconselhada a dar batidas moderadas com uma escova de pentear em ambos os lados da cabeça, 20 vezes cada, por 20 dias consecutivos ao acordar de manhã.

2.3.2.3 Resultado do tratamento

Em relação ao caso 1, não houve contato desde a primeira consulta em 23 de julho. Após quatro meses, recebi da paciente, em 27 de novembro, uma mensagem pelo celular:

> Esperei até agora para ter certeza de que os sintomas desagradáveis não voltariam a ocorrer. Agora posso confirmar que estou curada. Antes do tratamento, eu tinha enxaquecas muito fortes e, nos últimos 10 anos, estava tomado analgésicos para essa condição. Eu tinha enxaquecas toda

semana, geralmente apenas dores de cabeça, mas uma vez por mês elas pioravam o dia todo e eu vomitava. Essas enxaquecas começaram aos 38 anos de idade. Na época, eu estava passando por um divórcio e acho que o estresse era a causa dessas enxaquecas.

Agora eu voltei ao normal e o meu casamento está feliz. Além disso, tenho febre na menopausa, mas sua frequência diminuiu. Antes do tratamento da enxaqueca, eu tinha sintomas de febre intensa todos os dias, mas agora eles ocorrem três vezes por semana. O tempo de febre intensa diminuiu a relação a anterior, e o desconforto caiu pela metade.

Agora estou pensando em voltar ao que faço, que é ser advogada. Eu realmente aprecio isso. Estou muito grata.

2.3.3 Tratamento da restauração facial

Segundo uma técnica craniana osteopática, a restauração facial é possível. A seguir, um caso de curvatura facial direita.

2.3.3.1 Desvio facial à direita

Caso 1

LH (homem, 76 anos, 1,67 m, 61 kg)

Queixas apresentadas: dores nas costas no lado direito, no ombro esquerdo, na cervical, rigidez nos ombros, escoliose e desvio facial à direita.

Período de tratamento: 26/06/2012 a 05/02/2013 (tratamento finalizado com 11 sessões).

Avaliação: subluxação da articulação do quadril, estando o membro inferior esquerdo mais curto 2 cm (Imagem 39); subluxação em vértebra cervical C2 à esquerda; escoliose com consequente desnível entre ombros (Imagens 41 e 43); desvio facial à direita.

Tratamento: técnica Yawara Seitai no quadril e na vértebra cervical C2, para as demais queixas foram aplicadas acupuntura e moxa bastão.

Resultados: Alinhamento através da técnica Yawara Seitai de membros inferiores e na subluxação da vértebra cervical C2 ao lado esquerdo. Ausência das dores através da técnica de acupuntura no pescoço ao lado esquerdo, na escápula direita e no trocanter maior esquerdo, e através da técnica de acupuntura e moxa bastão na omoplata direita (Imagens 41, 42, 43, 44).

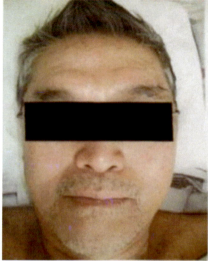

Imagem 37 –
Antes: Desvio facial à direita (26/06/2012)
Fonte: o autor

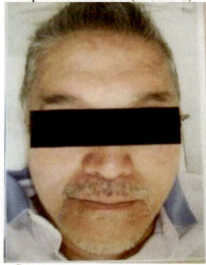

Imagem 38 –
Depois: Rosto alinhado (22/01/2013)
Fonte: o autor

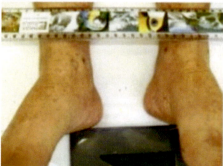

Imagem 39 –
Antes, Perna esquerda 2 cm curta do que direita
Fonte: o autor

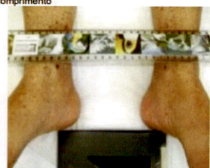

Imagem 40 –
Depois: Pernas corrigidas no mesmo comprimento
Fonte: o autor

Imagem 41 -
Antes: Escoliose exacerbada (26/06/2012).

Imagem 42 -
Depois: Escoliose quase corrigida (10/07/2012).

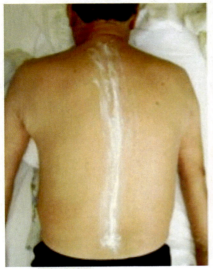

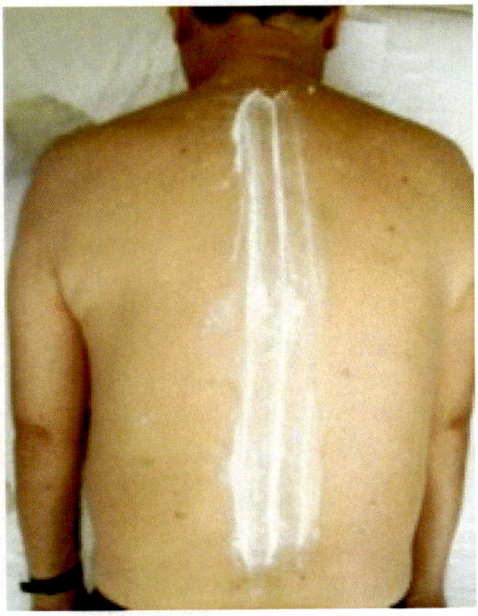

Fonte:autor

Fonte:autor

Imagem 43 -
Antes: Desnivelamento de ombros (10:06, 26/06/2012).

Imagem 44 -
Depois: Ombros nivelados (09:49, 10/07/2012).

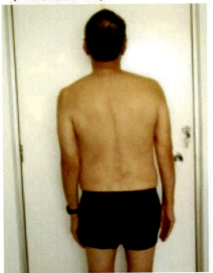
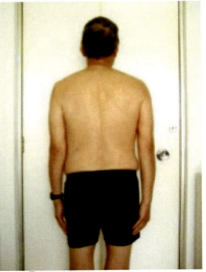

Fonte:autor

Fonte:autor

2.3.3.2 Desvio do septo nasal

A osteopatia craniana é também utilizada para restauração facial. E um dos problemas que podem ser resolvidos por meio dessa técnica é o desvio do septo nasal.

2.3.3.2.1 Tratamento do desvio de septo nasal à esquerda

Caso 1

EQS (homem, 25 anos)

O paciente veio à clínica em 26 de janeiro de 2009 com dores nas costas, no joelho bilateralmente, na escápula esquerda e ainda com fascite plantar.

Durante o tratamento desses sintomas, informou que seria submetido a uma cirurgia para correção do desvio de septo nasal; pedi então que ele trouxesse a radiografia na consulta seguinte.

Esse foi o primeiro caso de correção do desvio de septo nasal em que o tratamento foi concluído em apenas uma sessão (Imagens 45 a 48).

Imagem 45 – Radiografia

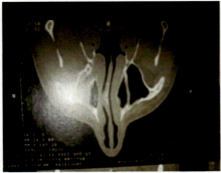

Fonte: o autor

Imagem 46 – Antes do tratamento (13/02/2009)

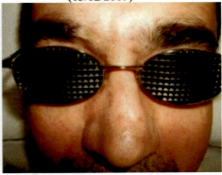

Fonte: o autor

Imagem 47– Em correção
Alinhamento de empurrar com os dedos

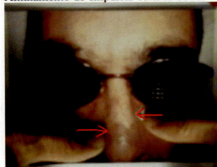

Fonte: o autor

Imagem 48 – Depois
O tratamento corrigido (16/02/2009)

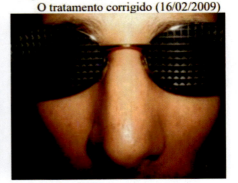

Fonte: o autor

Pressionei a parte saliente do nariz (indicada pela seta na Imagem 47), utilizando a ponta ou o meio do polegar, ajustando a força da pressão aos poucos, até o desvio do septo se normalizar e os ossos faciais voltarem à posição normal (alinhamento). Durante o tratamento, posicionei-me atrás da cabeça do paciente e, ocasionalmente, à sua frente.

Caso 2

BP (mulher, 22 anos, 1,67 m, 55 kg)

Queixa principal: A paciente tinha desvio de septo nasal desde os 9 anos (Imagem 49); vertigem (tontura) ao virar o tronco ou a cabeça para os lados, havia dois anos.

Tratamento: Alinhamento do septo nasal, das vértebras cervicais C1, 2, 3 e 4 à direita e à esquerda com a técnica Yawara Seitai. Apliquei acupuntura e moxa bastão na testa nos pontos sensíveis à dor pela palpação (25/10/2011).

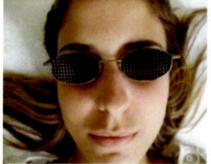

Imagem 49 – Antes do tratamento
Fonte: o autor

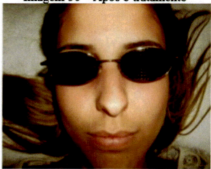

Imagem 50 – Após o tratamento
Fonte: o autor

Caso 3

OMS (mulher, 46 anos, 1,50 m, 47 kg)

A paciente veio à clínica com as seguintes queixas: sinusite, rinite, dor na coluna cervical e no nervo ciático direito, desvio de septo nasal esquerdo (Imagens 51 a 53).

Tratamento: Na primeira sessão, alinhei o septo nasal e as vértebras cervicais C1 e C5 à esquerda com a técnica Yawara Seitai. Apliquei acupuntura e moxa bastão nos pontos doloridos do rosto e da coluna torácica e lombar nas costas. Na segunda e última sessão, medi o comprimento das pernas. A perna direita estava 1 cm encurtada e, para a correção, dei o "chute" na nádega esquerda. Também alinhei o septo nasal e apliquei acupuntura e moxabustão nos pontos doloridos da coluna torácica e na parte anterior da coxa direita (09/02/2018).

Imagem 51 – Grau da curvatura na radiografia

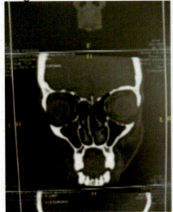
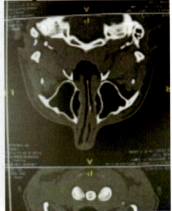

Fonte: o autor

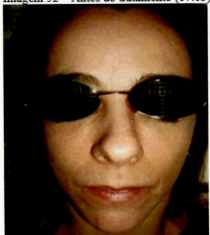

Imagem 52 – Antes do tratamento (07:03).

Fonte: o autor

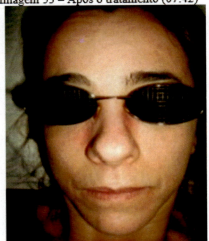

Imagem 53 – Após o tratamento (07:42)

Fonte: o autor

2.3.3.2.2 Tratamento do desvio de septo à direita

Caso 1

PPBS (mulher, 32 anos, 1,65 m, 62 kg)

A paciente veio à clínica com as seguintes queixas: dor nos joelhos bilateralmente, no cotovelo direito, nas costas, desvio de septo nasal à direita.

Tratamento: Alinhamento pela técnica Yawara Seitai, acupuntura e moxabustão e correção do desvio de septo nasal (Imagens 54 e 55) (26/11/2013).

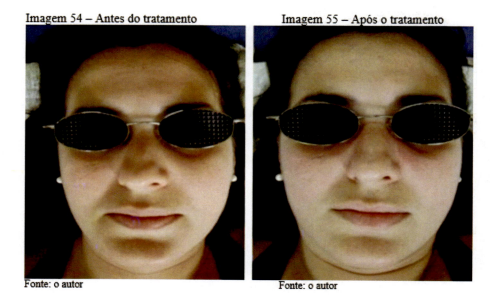

Caso 2

MGSA (mulher, 31 anos, 1,73 m, 72 kg)

Queixas: dor de cabeça e desvio de septo nasal à direita.

Tratamento: Alinhamento do septo nasal e aplicação de acupuntura e moxa bastão nos pontos doloridos no rosto para a dor de cabeça (Imagens 56 e 57) (06/02/2015).

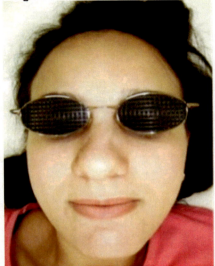

Imagem 56 – Antes do tratamento   Imagem 57 – Após o tratamento

Fonte: o autor

2.3.4 Sinusite crônica

2.3.4.1 Sintomas

Entre os sintomas solucionados pela técnica da osteopatia craniana, há os da sinusite. Existem várias cavidades cheias de ar na cabeça humana, chamadas seios paranasais, nas quais ocorrem inflamações que se espalham com frequência pela região. O seio maxilar, em particular, está localizado em uma posição alta e de difícil drenagem do líquido interno. Portanto, o pus se acumula e a inflamação se torna crônica, causando a sinusite (Figura 5).

Figura 5 – Diagrama da diferença entre o lado com sinusite e o lado normal

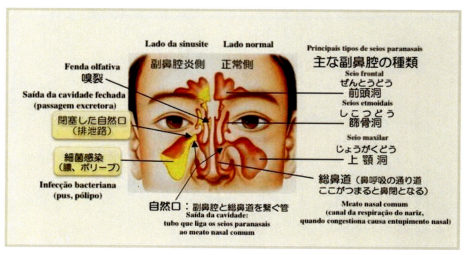

Fonte: SINUSITE (2025, p. 1)

2.3.4.2 Hipótese

Se os ossos da cabeça e das "maçãs" do rosto se moverem de lugar devido a alguma força externa, contraindo a saída da cavidade (passagem excretora), tornando-a estreita e fechada, isso pode causar a sinusite. É provável que a inflamação seja causada por distorções na cabeça e no rosto.

O primeiro passo no tratamento da sinusite é corrigir a distorção da cabeça e da face, que é influenciada pelas vértebras cervicais e torácicas superiores. Portanto, elas precisam ser corrigidas.

Para isso, apliquei pressão na cabeça e nas bochechas da paciente de ambos os lados, com as duas palmas das mãos ao mesmo tempo. O osso zigomático do lado normal estava saliente e do lado da sinusite estava mais baixo que o normal, podendo ter provocado o estreitamento e a obstrução da passagem excretora.

Utilizando a palma da mão e o polegar, pude manipular os ossos zigomáticos, os temporais e as maçãs do rosto próximos às cavidades na região occipital da paciente, para expandir a passagem excretora fechada.

Com isso, os ossos zigomáticos ficaram na mesma altura. Em seguida, usando as pontas dos dedos, identifiquei os locais onde as bochechas estavam rígidas e não necessariamente ligadas aos pontos acupunturais.

Fazendo o tratamento com agulha e moxa bastão nos pontos marcados, a parte mais rígida foi amolecida e a obstrução eliminada, promovendo alívio à paciente.

2.3.4.3 Tratamento da sinusite crônica

Caso 1

AP (mulher, 37 anos, 1,67 m, 70 kg).

Imagem 58 – Tratamento com acupuntura e moxa bastão nos pontos doloridos (11/07/2015)

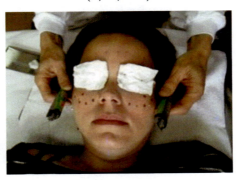

Fonte: o autor

Caso 2

CYY (mulher, 46 anos, 1,57 m, 57 kg).

Imagem 59 – Tratamento com acupuntura e moxa bastão nos pontos doloridos (29/09/2018)

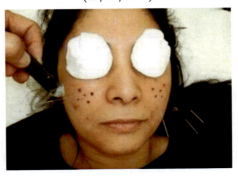

Fonte: o autor

Caso 3

CO (mulher, 80 anos, 1,51 m, 57 kg).

Imagem 60 – Tratamento com acupuntura e moxa bastão nos pontos doloridos (25/05/2015)

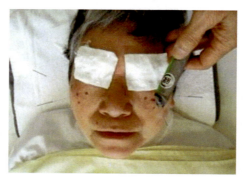

Fonte: o autor

2.3.5 Tratamento da dor nasal

Caso 1

RBN (mulher, 50 anos, 1,61 m, 62 kg)

 A paciente passou a sentir dor depois de sofrer queda havia dois anos, batendo o nariz no canto de uma mesa.

 O tratamento nasal com acupuntura e moxa bastão foi concluído em duas sessões: em 13/05/2011 e 20/05/2011 (Imagens 61 e 62).

Imagem 61 – Tratamento do osso nasal com acupuntura e moxa bastão 13/05/2011

Imagem 62 – Tratamento do osso nasal com acupuntura e moxa bastão 20/05/2011

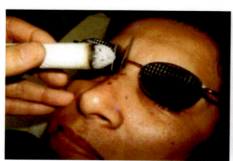
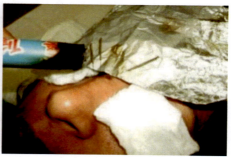

Fonte: o autor

Fonte: o autor

2.3.6 Tratamento da dor na parte posterior do olho direito

Caso 1

TE (homem, 17 anos, 1,73 m, 55 kg)

O tratamento com acupuntura e moxa bastão nos pontos doloridos do lado direito da testa foi concluído em uma única sessão (Imagem 63)

Imagem 63 – 14/05/2011

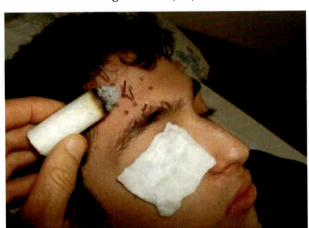

Fonte: o autor

2.3.7 Tratamento de lesão por síndrome do chicote

Caso 1

MVM (homem, 56 anos, 1,80 m, 90 kg)

O paciente sofreu um acidente automobilístico 28 anos antes. Foi uma colisão traseira em que sofreu uma lesão por efeito chicote, nas vértebras cervicais 5, 6 e 7, que foram deslocadas para a direita, causando-lhe dor no pescoço mesmo quando sentado. Além disso, o paciente relatou dores nos terceiro e quarto dedos da mão direita. Com a pressão de dedo polegar, eliminei a diferença da dor entre a esquerda e a direita na dor occipital. Quando há um movimento brusco e repentino do pescoço, causado por um impacto, seguido por hiperextensão e hiperflexão da cervical, ocorre o que é denominado de síndrome do chicote.

Primeira sessão (13/04/2013)

Correção do desalinhamento à direita das vértebras cervicais 5, 6 e 7 por "shiatsu" com dedo polegar. Foram aplicadas acupuntura e moxa bastão nos pontos doloridos na parte superior direita da coluna vertebral (Figura 64).

Segunda sessão (20/04/2013)

Aplicação de acupuntura e moxa bastão nos pontos doloridos entre as colunas vertebrais e as escápulas.

Imagem 64 – Tratamento com acupuntura e moxa bastão nos pontos doloridos da parte superior direita da coluna (13/04/2013)

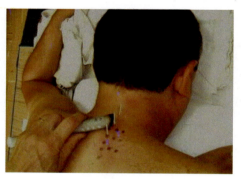

Fonte: o autor

2.3.8 Tratamento da amigdalite com moxabustão (técnica especial)

2.3.8.1 O que são amígdalas?

De acordo com o site Omori Medical Association, há quatro amígdalas ao redor da garganta e, quando nos referimos às amígdalas, estamos nos referindo às "amígdalas palatinas", que se projetam em forma de amêndoa em ambos os lados da garganta.

2.3.8.2 Amigdalite

As causas variam de acordo com a idade, sendo as infecções virais as mais frequentes.

Quando uma pessoa tem amigdalite, a garganta e as amígdalas ficam vermelhas e inchadas e com pus branco, formando um reservatório chamado de cáseos devido à inflamação das amígdalas. Em geral, a amigdalite é conhecida como amigdalite aguda, porém, se houver a repetição da amigdalite aguda de quatro a cinco vezes no ano ou deficiência no tratamento, pode se tornar amigdalite crônica.

Seus sintomas são: febre, dor de garganta por causa da amígdala inflamada, presença de pus.

A inflamação leve é curada em poucos dias. Quando a doença se torna mais grave, pode acontecer a dificuldade de ingerir alimentos e saliva e até na respiração (Figuras 6 e 7).

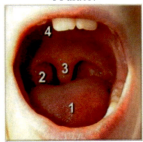

Figura 6 –
1 Língua;
2 Amígdala;
3 Úvula;
4 Palato.

Fonte: AMIGDALITE, (2017, p.1)

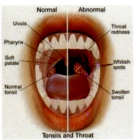

Figura 7 – Comparação entre normal (esquerda) e amigdalite aguda (direita)

Fonte: AMIGDALITE AGUDA, (2017, p.1)

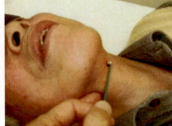

Imagem 65 – Ponto especial de moxabustão para amigdalite

Fonte: o autor

2.3.8.3 Moxabustão especial para amigdalite

Essa técnica de moxabustão especial nos pontos de acupuntura, inventada pela família de Kazuo Furuta, foi-lhe transmitida como herança e tradição de moxabustão familiar. Agrônomo formado pela Universidade da Província de Osaka, ele nasceu na cidade de Matsumoto (província de Nagano) e residiu no Brasil até seu falecimento em 2017.

Em 29 de julho de 2002, um monge budista de 30 anos, conhecido meu, estava com febre alta devido à sua amigdalite crônica, o que dificultava o desempenho de suas funções. Procurei o Sr. Furuta, que aplicou essa técnica de moxabustão no monge, curando-o completamente em uma sessão apenas. Eu mesmo experimentei essa técnica aplicando, com sucesso, a moxabustão na filha de meus conhecidos que sofria de amigdalite crônica. Também apliquei a técnica em meu próprio filho (na época, com 37 anos), que foi curado em uma única sessão.

2.3.8.4 Posição da moxabustão

A moxa deve ser posicionada no ponto de acupuntura localizado entre o queixo e a proeminência laríngea, popularmente conhecido como pomo-de-adão, onde há uma região mais mole (Imagem 65).

2.3.8.5 Tamanho da moxa

A moxa, com tamanho de um a três grãos de arroz, é ser aplicada diretamente no local, de cinco a sete vezes. Essa técnica deixa cicatrizes, pois o calor penetra profundamente.

Após esse tratamento, o paciente deve evitar ingerir bebidas frias durante duas semanas. Segundo Furuta, a moxabustão especial atua de forma positiva sobre as glândulas suprarrenais, localizadas acima dos rins esquerdo e direito, melhorando sua função. Importante destacar que a cortisona, hormônio secretado na camada do córtex, que envolve tais glândulas, aumenta o efeito anti-inflamatório e antialérgico.

2.3.9 Tratamento por moxabustão direta

2.3.9.1 Tratamento de fissuras ósseas

Caso 1

AA (homem, 38 anos, 1,80 m, 93 kg)

Em 23 de julho de 2013, ele se envolveu em um acidente de carro no qual um airbag inflou e fraturou o metacarpo do segundo dedo de sua mão esquerda. Ele fraturou o metacarpo do segundo dedo de sua mão esquerda. Não havia tratamento disponível e era doloroso para ele usar o computador no trabalho.

Ele foi tratado com cinco moxabustões do tamanho de um grão de arroz até a dor desaparecer, e, sete dias depois, cinco moxabustões também foram aplicadas na área dolorida restante para concluir o tratamento (Imagem 66).

Imagem 66 – Tratamento com moxabustão para fissuras ósseas da falange proximal da mão esquerda (23/07/2013)

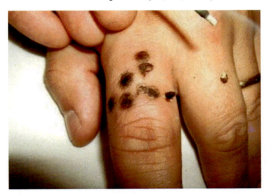

Fonte: o autor

Caso 2

NBNKK (mulher, 58 anos, 1,72 m, 78 kg)

A paciente tinha caído do assento traseiro de uma motocicleta havia seis anos. Desde então, passou a sentir dores no quarto dedo da mão direita. Fiz três aplicações de moxabustão direta (moxabustão térmica) com o tamanho de grão de arroz, concluindo o tratamento (Imagem 67).

Imagem 67 – Tratamento de moxabustão para fissuras ósseas proximal do metacarpo do quarto dedo da mão direita (20/01/2018)

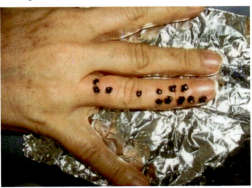

Fonte: o autor

2.3.9.2 Tratamento de fratura do rádio do pulso esquerdo

Caso 1

EKK (mulher, 62 anos, 1,58 m, 52 kg)

A paciente, enfermeira, sofreu uma queda em fevereiro de 2017, fraturando o rádio do punho esquerdo. Depois de dois meses com o punho engessado, ela fez reabilitação por três meses, mas a dor não cessou. A recomendação foi, então, aplicação de injeções de cortisona. Ela preferiu tentar, no final de julho, uma terapia alternativa com acupuntura na minha clínica.

De 28 de julho a 15 de dezembro de 2017, a paciente passou semanalmente por sessões, num total de 17. Durante esse período, foram tratadas dores em várias regiões: ombros esquerdo e direito, axila esquerda, braço esquerdo, escápula esquerda, costas, lombar, tornozelo direito. A cicatriz na área afetada do punho esquerdo (Figura 68) deve-se à moxabustão direta aplicada várias vezes até que a dor óssea fosse eliminada. Antes de iniciar esse tipo de tratamento eficaz para fissuras ósseas, é importante explicar ao paciente que, para o calor da moxabustão atingir as fissuras ósseas, o tratamento é insuportavelmente doloroso.

Imagem 68 – Cicatriz de moxabustão direta no local da fratura do rádio do punho esquerdo (13/10/2017)

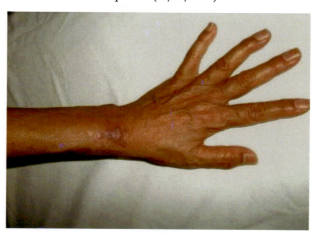

Fonte: o autor

2.3.9.3 Tratamento da dor no dorso do pé

Caso 1

EMS (mulher, 54 anos, 1,70 m, 70 kg)

A paciente chegou à clínica queixando-se de dor no dorso do pé. Essa dor tinha surgido havia um ano, quando, para evitar que seu neto de 8 anos que havia subido uma colina íngreme se machucasse, ela o acompanhou, embora estivesse com 8 kg acima de seu peso. Desde então, ela passou a sentir dor nas pernas, especialmente no dorso do pé. Ela foi tratada com moxabustão em três sessões: 12 e 29 de março e 2 de abril de 2016 (Imagem 69).

Imagem 69 – Cinco aplicações de moxabustão direta para cada ponto doloroso no pé direito (12/03/2016)

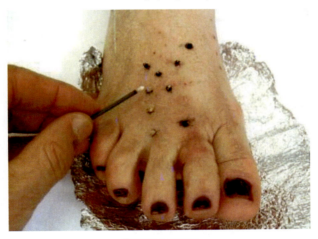

Fonte: o autor

2.3.9.4 Tratamento da dor no local da fratura da tíbia esquerda

Caso 1

AA (homem, 48 anos, 1,70 m, 68 kg)

Aos 20 anos, o paciente fraturou o osso tibial da perna esquerda quando se chocou com o para-choque dianteiro de um carro enquanto pilotava uma motocicleta. O médico que o atendeu deslocou a superfície da fratura da tíbia, engessando essa região. O paciente passou a sentir dor desde então. Localizei a área dolorida na tíbia e apliquei a moxabustão direta com o tamanho de um grão de feijão. Um total de oito sessões foi realizado, de 8 de agosto a 17 de outubro de 2017, até que a dor desaparecesse.

O paciente, que se queixava, além da dor na tíbia esquerda, de dores no tornozelo esquerdo, na parte esquerda das costas, no peito esquerdo, na pelve esquerda e na tíbia esquerda, três dias após a sétima sessão com moxabustão direta, conseguiu participar de uma maratona de 10 km, sem sentir dor. A Imagem 70 mostra o início da cicatrização. A Imagem 71, a cicatriz da moxabustão um ano e cinco meses depois (31/03/2019).

Imagem 70 – Cicatriz de moxabustão direta da fratura da tíbia

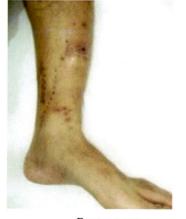

Fonte: o autor

Imagem 71 – Cicatriz de moxabustão após 1 ano e 5 meses

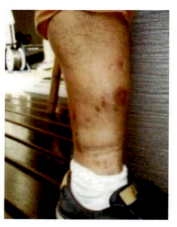

Fonte: o autor

2.3.10 Tratamento de verruga seborreica

2.3.10.1 O que é uma verruga seborreica?

Também conhecida como queratose seborreica ou verruga senil, é um dos tumores benignos da pele, que surge à medida em que envelhecemos. É um dos fenômenos de envelhecimento da pele, mas depende da constituição e das diferenças individuais. Também pode surgir em jovens.

Caso 1

MS (mulher, 83 anos, 1,62 m, 60 kg)

Em 17/03/2009, foi iniciado o tratamento com moxabustão em duas verrugas; nos dias 31/03/2009 e 07/04/2009, queimei seis verrugas em cada sessão.

No tratamento, utilizando moxabustão direta, a verruga foi queimada até carbonizar, ocorrendo destruição do tecido celular (Imagens 72 a 75).

Imagem 72 – Característica da verruga seborreica (07/04/2009)

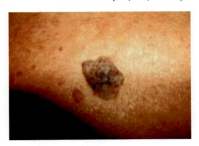

Fonte: o autor

Imagem 73 – Verruga carbonizada com moxabustão direta

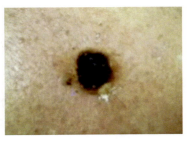

Fonte: o autor

Imagem 74 – Término da queima de verrugas seborreicas (04/07/2009)

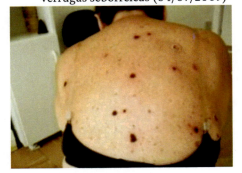

Fonte: o autor

Imagem 75 – Normalização da cicatriz de moxabustão (após dois anos e quatro meses, 30/08/2011)

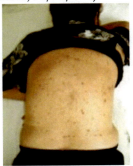

Fonte: o autor

2.3.11 Tratamento de verruga no rosto

Caso 1

KK (homem, 85 anos, 1,71 m, 69 kg, japonês que estava temporariamente no Brasil)

Na sétima aplicação de moxa, a verruga se rompeu. O tratamento foi concluído sem nenhuma menção de dor causada pelo calor da moxa (Imagens 76 a 86).

Imagem 76 – Verrugas no rosto (05/08/2008)

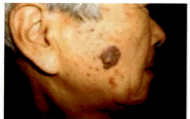

Fonte: o autor

Imagem 77 – 22 meses após a moxabustão (imagem tirada durante encontro com o paciente no Japão, em 04/06/2010)

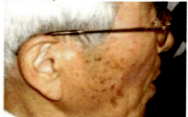

Fonte: o autor

Imagem 78 – Iniciação da moxabustão direta

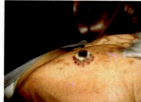

Fonte: o autor

Imagem 79 – Cobertura com moxa

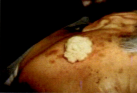

Fonte: o autor

Imagem 80 – Toalha úmida para alívio do calor

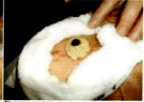

Fonte: o autor

Imagem 81 – Fim da queima de moxabustão

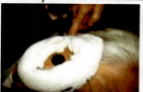

Fonte: o autor

Imagem 82 – Verruga rompida

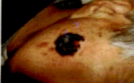

Fonte: o autor

Imagem 83 – Verruga carbonizada

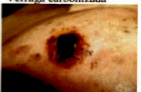

Fonte: o autor

Imagem 84 – Tratamento após ruptura da verruga

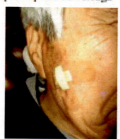

Fonte: o autor

Imagem 85 – Sexto dia após moxabustão

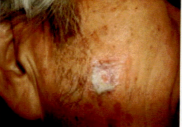

Fonte: o autor

Imagem 86 – 19º dia após moxabustão

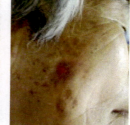

Fonte: o autor

2.3.12 Tratamento de bócio

Caso 1

MJFS (mulher, 38 anos, 1,49 m, 65 kg)

A paciente tinha bócio havia dois anos e sentia cansaço nas pernas e dor de cabeça. Depois de três sessões do tratamento com moxabustão direta, já não sentia mais cansaço e o bócio havia sumido. Seis anos e dois meses após o tratamento, a paciente segue normal (Imagens 87 a 98).

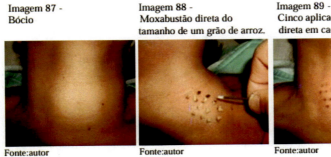

3. Terceira sessão do tratamento (15/08/2011)

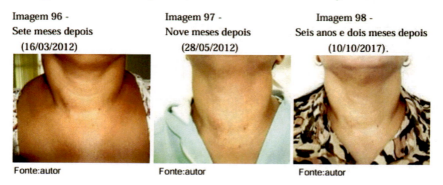

Imagem 93 - Diminuiçao do tamanho 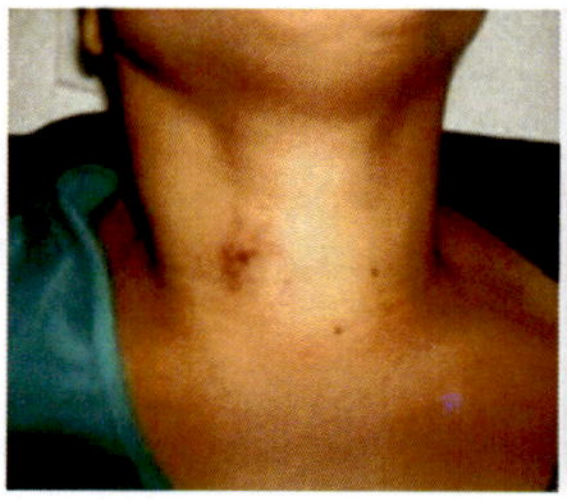
Fonte:autor

Imagem 94 - Moxabustão direta do tamanho de um grão de arroz. 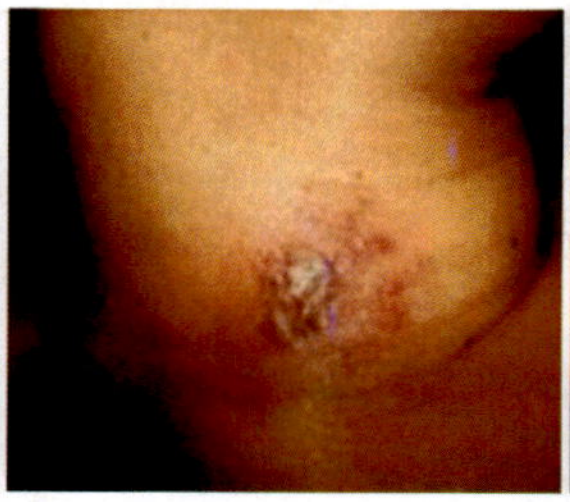
Fonte:autor

Imagem 95 - Cinco aplicações com moxa direta em cada ponto. 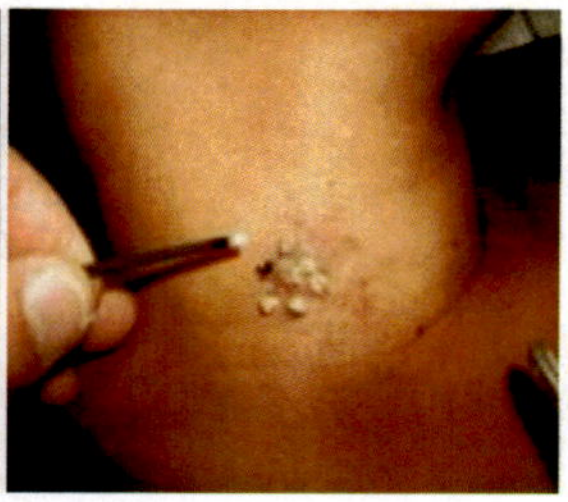
Fonte:autor

4. Progresso e resultados após tratamento de moxabustão direta para bócio

Imagem 96 - Sete meses depois (16/03/2012)
Fonte:autor

Imagem 97 - Nove meses depois (28/05/2012)
Fonte:autor

Imagem 98 - Seis anos e dois meses depois (10/10/2017).
Fonte:autor

2.3.13 Escoliose

2.3.13.1 Sintomas e causas

De acordo com a descrição em *Enciclopédia de nomes e mecanismos ósseos* (Yamada; Hida, 2012, p. 95), a coluna vertebral normalmente não é curvada para a esquerda ou para a direita. Quando isso acontece por algum motivo, o desvio é chamado de escoliose. Esta tende a ocorrer durante o crescimento na puberdade e é mais comum no sexo feminino. No entanto, é possível que ocorra também na primeira infância ou na idade adulta. Embora possa estar associada a uma variedade de condições, na maioria das vezes, a causa é desconhecida. Ela é progressiva e, à medida que o desvio se torna mais grave, há uma diminuição da função respiratória, aparecimento de dor lombar, nas costas e nas pernas. O grau de curvatura afeta a aparência externa (Figura 8). As estratégias de tratamento variam de acordo com o motivo causador, quando ela se iniciou e o grau de curvatura. Para casos relativamente leves, o paciente pode usar uma órtese; em casos mais graves, a cirurgia é recomendada.

Figura 8 – Escoliose convexa do lado direito na região torácica

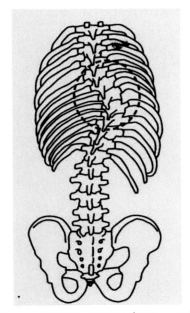

Fonte: YAMADA E HIDA (2012, p. 95)

2.3.13.2 Hipóteses e demonstrações com base na experiência clínica

2.3.13.2.1 Hipótese da causa da escoliose

Durante a massagem nas costas do paciente com escoliose, por meio da sensação do toque sutil com as pontas dos dedos, foi possível identificar que havia dores mais intensas do lado convexo direito (Figura 8).

A partir dessa constatação, formulei uma hipótese sobre a causa da escoliose.

Considerei a causa dessa escoliose do lado direito da seguinte forma: a costela convexa direita foi lesionada por uma contusão ou outra lesão que causou dor. Levantei a hipótese de que as costelas direitas lesionadas se deformaram em uma convexidade lateral direita para aliviar a dor do corpo. Nos exemplos de tratamento a seguir, com base nessa hipótese, considerei que o tratamento com acupuntura e moxabustão aplicadas na parte dolorida das costelas seria eficaz. Isto resultou na eliminação da dor e na resolução da causa subjacente da curvatura, levando à normalização da região afetada pela escoliose.

2.3.13.2.2 Demonstração do tratamento da escoliose

Caso 1

ACWLH (mulher, 15 anos, 1,52 m, 46 kg)

Tratamento concluído em uma sessão, 06/12/2014 (Imagens 99 a 102).

Imagem 99 –
Grau de escoliose (12:28)

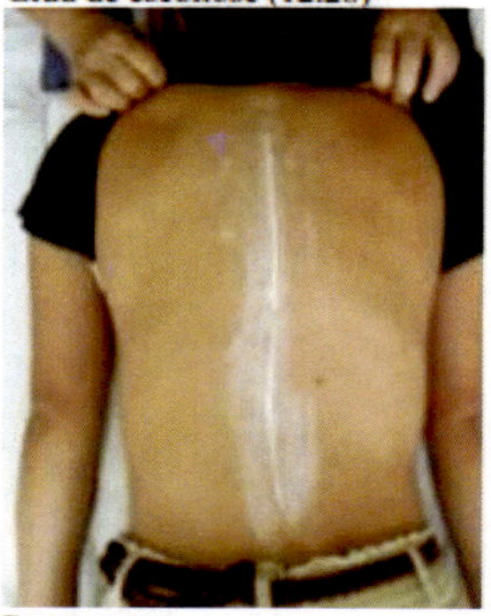

Fonte: o autor
Nota: Utilizei o talco infantil para avaliar o grau de escoliose e a forma da curvatura.

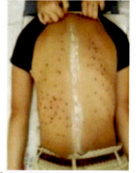

Imagem 100 –
Fim do tratamento da escoliose (13:20)

Fonte: o autor
Nota: O número de pontos de aplicação é maior na parte convexa da escoliose.

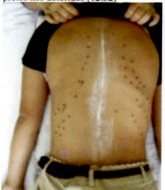

Imagem 101 –
Antes de aplicar a moxa, marcar os pontos pretos nos doloridos (12:32)

Fonte: o autor

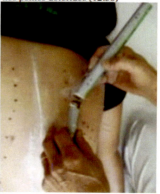

Imagem 102 –
Tratamento com acupuntura e moxa bastão nos pontos doloridos (12:36)

Fonte: o autor

Caso 2

RHI (mulher, 45 anos, 1,63 m, 70 kg)

Tratamento concluído em uma sessão, 03/09/2016 (Imagens 103 a 106).

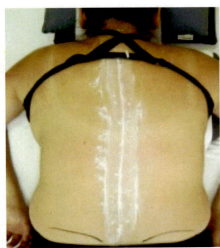

Imagem 103 – Grau de escoliose (08:24)

Fonte: o autor
Nota: Utilizei o talco infantil para avaliar o grau de escoliose e a forma da curvatura.

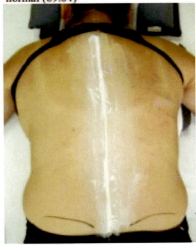

Imagem 104 – Fim do tratamento, coluna quase normal (09:04)

Fonte: o autor

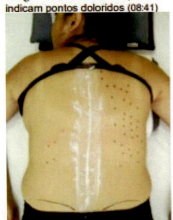

Imagem 105 – Antes de aplicar a moxa, indicam pontos doloridos (08:41)

Fonte: o autor

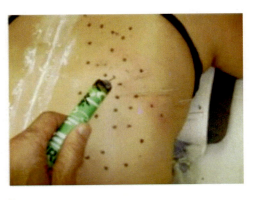

Imagem 106 – Pontos doloridos na convexa da escoliose (08:46)

Fonte: o autor

Caso 3

FK (mulher, 33 anos, 1,65 m, 58 kg)

Tratamento concluído em duas sessões (Imagens 107 a 110).

Primeira sessão (23/03/2012)

Imagem 107 – Grau da escoliose (15:31)

Imagem 108 – Após tratamento com acupuntura e moxa bastão na escápula direita (15:44)

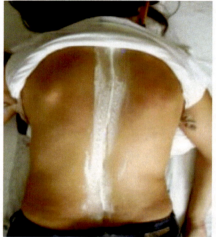

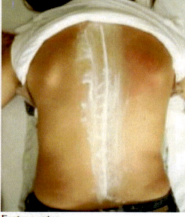

Fonte: o autor

Fonte: o autor

Segunda sessão (30/03/2012)

Imagem 109 – Antes de aplicar a moxa, marcar os pontos pretos nos doloridos

Imagem 110 – Concluído nos pontos doloridos

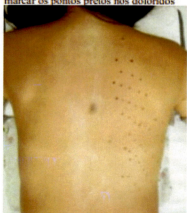

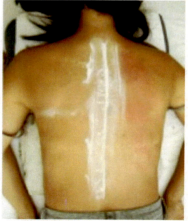

Fonte: o autor

Fonte: o autor

Caso 4

LMM (mulher, 45 anos, 1,56 m, 53 kg)

Tratamento concluído em duas sessões (Imagens 111 a 116).

Primeira sessão (22/12/2015)

Imagem 111 – Radiografia

Imagem 112 – Grau da escoliose e tratamento com acupuntura e moxa bastão (08:27)

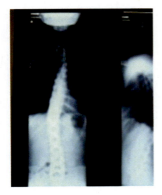

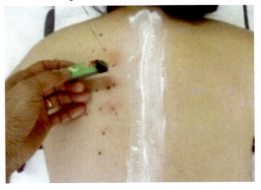

Fonte: o autor

Fonte: o autor

Imagem 113 – Antes de aplicar a moxa, marcar os pontos pretos nos doloridos (08:43)

Imagem 114 – Fim da primeira sessão (08:50)

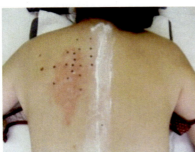

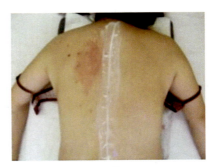

Fonte: o autor
(Existem muitos pontos tratados no lado Convexo da escliose)

Fonte: o autor

Segunda sessão (28/12/2015)

Imagem 115 –
Antes de aplicar a moxa, marcar os pontos pretos nos doloridos (12:22)

Imagem 116 –
Fim do tratamento (13:08)

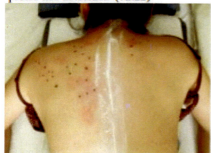

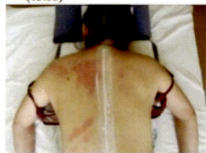

Fonte: o autor

Fonte: o autor

Caso 5

MCB (mulher, 90 anos, 1,56 m, 70 kg)

O tratamento foi concluído em uma sessão (20/07/2015) (Imagens 117 a 120).

Imagem 117 –
Grau da escoliose (09:08)

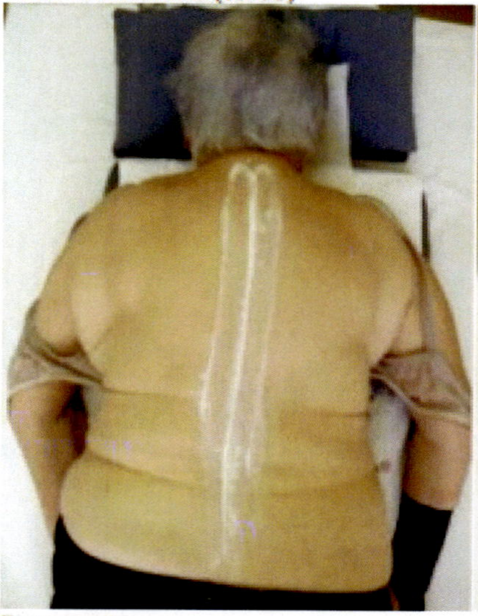

Imagem 118 –
Fim do tratamento (10:05)

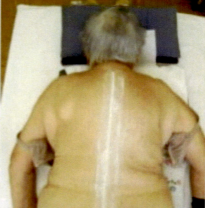

Fonte: o autor

Fonte: o autor

Imagem 119 – Tratamento com acupuntura e moxa bastão nos pontos doloridos (09:25)

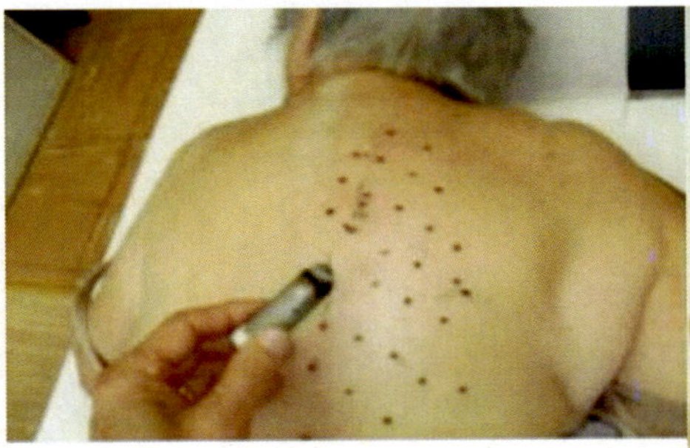

Imagem 120 – Tratamento com acupuntura e moxa nos pontos doloridos adicionais (09:52)

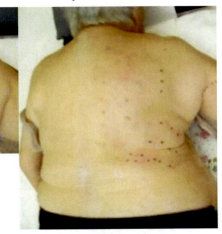

Fonte: o autor

Fonte: o autor

Caso 6

CBM (mulher, 51 anos, 1,66 m, 82 kg)

Tratamento concluído em uma sessão (01/12/2018).

Paciente relatou ter caído de uma escada de 1,80 m quando tinha 13 anos, lesionando a L5 e estreitando as vértebras cervicais. Em 2018, a escoliose foi diagnosticada por um médico (Imagem 121 radiografia). O tratamento nas Imagens 122 à 124.

Imagem 121 – Radiografia da escoliose

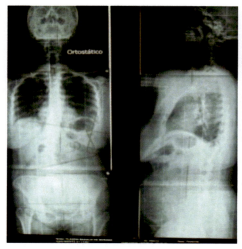

Fonte: o autor

Imagem 122 – Grau da escoliose encurvada (09:15)

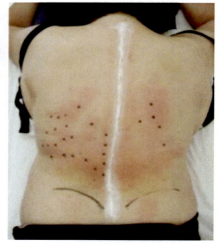

Fonte: o autor

Imagem 123 – Tratamento de pontos doloridos moxa bastão (9:19)

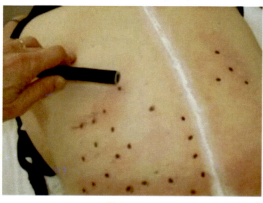

Fonte: o autor

Imagem 124 – Após, a coluna ficou normalizada com acupuntura e (09:57)

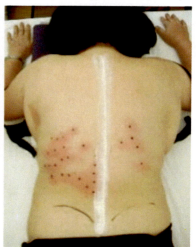

Fonte: o autor

2.3.14 Cifose

2.3.14.1 Sintomas

Devido a várias causas, a coluna vertebral, que é originalmente convexa em relação ao abdômen, fica deformada e recurvada para trás.

> Cifose é o termo que serve para designar tanto a curvatura fisiológica nas regiões torácica e sacracoccígena da coluna vertebral, quando vista de perfil, como a hipercifose, ou seja, o aumento pronunciado da curvatura para trás, no sentido ântero-posterior da região torácica da coluna. (Disponível em: https://drauziovarella.uol.com.br/doencas-e-sintomas/cifose/amp/. Acesso em: 21 jan. 2025).

2.3.14.2 Hipótese da causa da cifose

Durante a sessão da paciente RDCFA (caso 1 no próximo capítulo) percebi, pela palpação com a ponta dos dedos no tórax, que ela tinha forte dor no esterno e na área das costelas. Provavelmente, ela se curvava para frente para aliviar essa dor. Presumi que, se a dor torácica fosse removida, a protuberância desapareceria e a cifose seria resolvida. O tratamento baseou-se em agulha e moxabustão como nos casos 1 e 2 (a seguir), resultando na melhora.

2.3.14.3 Tratamentos

Caso 1

RDCFA (mulher, 61 anos, 1,58 m, 68 kg)

A paciente chegou à clínica queixando-se de dor no joelho esquerdo e de uma protuberância na parte de trás do pescoço (Imagem 126). O "caroço" já havia sido diagnosticado por um médico como acentuação da cifose dorsal fisiológica.

Por meio da palpação na região peitoral, localizei a região da dor e apliquei tratamento com acupuntura e moxa bastão (Imagem 125). Nessa primeira sessão do tratamento (02/02/2018), o caroço reduziu pela metade (Imagem 127). A segunda sessão foi realizada sete dias depois (09/02/2018), e o mesmo tratamento foi aplicado no restante do peito, nos pontos doloridos. Após essas sessões, a coluna estava praticamente normalizada (Imagem 128). E a dor no joelho esquerdo foi sanada após um total de três sessões com acupuntura e moxa bastão (Imagens 127 e 128).

Imagem 125 – Tratamento com acupuntura e moxa bastão nos pontos doloridos no peito (12:30)

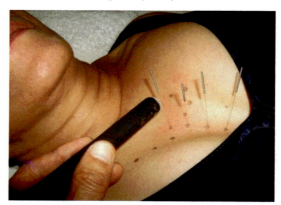

Fonte: o autor

Imagem 126 – Antes (12:21, 02/02/2018)

Imagem 127 – Após o primeiro tratamento, reduzida pela metade (13:16, 02/02/2018)

Imagem 128 – Cifose quase resolvida (13:15, 09/02/2018)

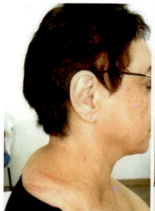
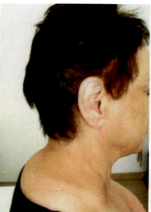
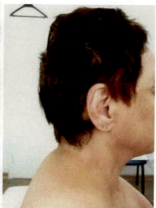

Fonte: o autor   Fonte: o autor   Fonte: o autor

Caso 2

SRTJ (mulher, 63 anos, 1,65 m, 63 kg)

A sua queixa principal era dor no lado direito do pescoço (vértebras cervicais 5 e 6) desde final de agosto de 2017, dores nas costelas na região do peitoral, além de cifose. Ela acordava durante a noite com dor e, pela manhã, sentia um caroço no pescoço. Seus membros inferiores mediam 92 cm no lado direito e 91 cm no lado esquerdo. Após o tratamento com acupuntura e moxa bastão para dor ciática no quadril direito, ambas as pernas ficaram alinhadas com 93 cm de comprimento.

A dor no lado direito do pescoço foi eliminada após três sessões. E, em apenas uma sessão do tratamento com acupuntura (Imagem 129) e moxa bastão, as dores nas costelas foram eliminadas e a coluna alinhada (Imagens 130 e 131).

Imagem 129 – Cifose. Olhar direcionado para baixo (07:32)

Fonte: o autor

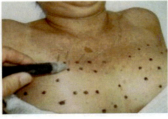

Imagem 130 – Nos pontos doloridos nas costelas torácicas (07:57)

Fonte: o autor

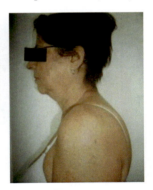

Imagem 131 – Resolvida. Olhar para frente (08:32)

Fonte: o autor

Caso 3

LBD (homem, 14 anos, 1,60 m, 41 kg)

O paciente era responsável por trabalhos pesados em um vilarejo rural, o que lhe causou cifose devido a lesões ósseas. Apliquei o tratamento com acupuntura e moxa bastão nos pontos doloridos em ambos os lados das costas, resultando em uma redução da cifose. O tratamento foi concluído em apenas uma sessão no dia 11 de agosto de 2012 (Imagens 132 a 134).

Imagem 132 – Cifose : Antes

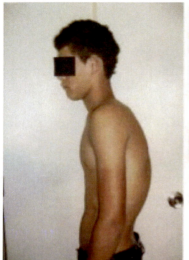

Fonte: o autor

Imagem 133 – Cifose : Em tratamento

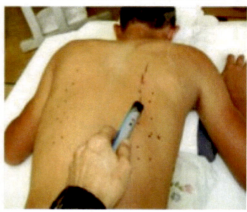

Fonte: o autor

Imagem 134 – Cifose quase resolvida (11:17)

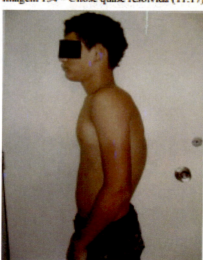

Fonte: o autor

2.3.15 Lesão labral do quadril esquerdo

2.3.15.1 O que é lesão labral

Figura 9 – O labrum do quadril

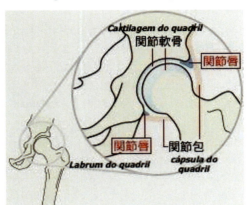

Fonte: LESÃO LABRAL (2023, p. 1)

O labrum do quadril (Figura 9) é uma cartilagem fibrosa que envolve a borda da fossa glenoide (a cavidade da articulação) e contribui para a estabilidade da articulação. Normalmente está localizado na borda do acetábulo da articulação do quadril, que envolve a cabeça do fêmur. Em casos de trauma ou osteoartrite precoce, o dano labral pode causar dor no quadril. O diagnóstico é feito por ressonância magnética ou artrografia, pois não pode ser vista em radiografia simples. Uma lesão labral do quadril é, portanto, uma lesão no labrum da articulação do quadril. Ele tem a forma de um lábio que circunda a borda do acetábulo, proporcionando estabilidade à articulação do quadril e ajudando a cabeça femoral a se encaixar adequadamente no acetábulo. Além disso, o labrum forma um anel ao redor do acetábulo, que tem aproximadamente de 4 a 7 mm de largura. Esse anel ajuda a absorver impactos e a distribuir as forças que agem sobre a articulação do quadril durante o movimento. No entanto, quando há danos ou lesões no labrum, isso pode resultar em dor e impacto severo na articulação do quadril, afetando sua função e causando desconforto ao paciente.

A causa provável da lesão do paciente do caso 1 foi um trauma causado por uma forte pancada na têmpora esquerda.

2.3.15.2 Tratamento da lesão labral do quadril esquerdo

Caso 1

MRSM (mulher, 39 anos, 1,72 m, 61 kg)

① Entrevista clínica

A paciente apresentava uma lesão labral do quadril esquerdo, por isso ela solicitou tratamento para eliminar a dor no quadril esquerdo até a parte medial da coxa esquerda. A dor começou dois ou três dias depois de visitar uma fazenda de cultivo de café. Ela notou limitação de movimento quando, ao fazer aula de yoga, percebeu que não conseguia cruzar as pernas.

Na ocasião da visita à fazenda, em 31 de julho de 2016, ela usava tênis e escorregou duas vezes, atingindo a mesma área da nádega esquerda em ambas as vezes. Na primeira vez, ela escorregou em um caminho de terra inclinado e atingiu a têmpora esquerda quando seu pé ficou preso em folhas de café secas.

Na segunda vez, ela escorregou em uma pedra molhada e atingiu novamente a nádega esquerda, caindo de costas. Ela se apoiou com a palma da mão direita, causando sangramento interno e dor. Vinte dias depois, ao consultar um médico-cirurgião ortopedista ela questionou sobre a dor nas costas que havia começado 15 dias após as quedas. O profissional, sem examiná-la, disse que, provavelmente, a causa era uma bursite femoral.

No retorno com o profissional, com base em exames de imagem de ressonância magnética e a radiografia, o especialista explicou que, nesse caso não havia outra solução além da cirurgia, que, segundo ele, aliviaria a dor, mas não havia garantia de cura.

Diante dessa perspectiva, a paciente, em vez de cirurgia, optou por procurar a clínica, por indicação de um amigo.

A ressonância magnética (Imagem 135), para mim, como leigo, não estava clara, mas a radiografia (Imagem 136) me mostrou que o lado esquerdo da sínfise púbica podia ter sido deslocado para cima em razão do impacto no colo do fêmur durante a queda. O lado esquerdo da sínfise púbica estava mais alto que o lado direito.

Além disso, a parte inferior da articulação do quadril esquerdo parecia mais estreita que a mesma área do lado direito. A causa provável dessa situação deve-se ao fato de a paciente ter sofrido duas quedas e ter batido a mesma região. As alterações secundárias devido ao forte impacto no colo do fêmur e na borda acetabular resultaram em dor na articulação do quadril e limitação do movimento, impedindo-a de cruzar as pernas.

Imagem 135 –

Lesão labral do quadril esquerdo

Imagem 136 – Radiografia da lesão labral (ressonância magnética) do quadril esquerdo

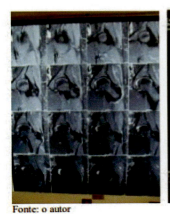 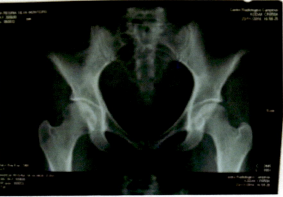

Fonte: o autor

Fonte: o autor

② **Processo de tratamento**

Primeira sessão (31/10/2016)

A paciente, acompanhada do marido, veio à clínica três meses após a queda. As suas queixas eram: osteomielite trocantérica esquerda e ruptura do ligamento inguinal esquerdo. Ao medir o comprimento dos membros inferiores, a perna esquerda estava com 98 cm e a direita com 99 cm.

Iniciei o tratamento realizando a correção com a técnica Yawara Seitai ("chutando" a nádega esquerda). Com a nova medição, o comprimento de ambas as pernas se igualou: 99 cm. Durante a sessão de 50 minutos, apliquei acupuntura e moxa bastão no trocânter maior esquerdo e na crista ilíaca esquerda, alinhando também a segunda vértebra cervical.

Segunda sessão (08/11/2016)

O comprimento dos membros inferiores seguiu igual.

Sessão de 100 minutos com aplicação de acupuntura e moxa bastão nas áreas doloridas da região inguinal esquerda e direita, do trocânter maior esquerdo e da tíbia esquerda.

Terceira sessão (28/11/2016)

Sessão de 50 minutos com aplicação de acupuntura e moxa bastão nas áreas doloridas da região inguinal esquerda, do trocânter maior esquerdo, da tíbia esquerda e da parte interna da coxa esquerda.

Quarta sessão (13/01/2017)

Sessão de 50 minutos com aplicação de acupuntura e moxa bastão nas áreas doloridas da região inguinal esquerda e da parte interna da coxa esquerda (Imagem 137).

Quinta sessão (20/01/2017)

Sessão de 50 minutos com aplicação de acupuntura e moxa bastão nas áreas doloridas do osso púbico esquerdo, do joelho superior esquerdo, da tíbia da perna esquerda, da crista ilíaca direita e da parte interna da coxa esquerda.

Sexta sessão (03/02/2017)

Sessão de 50 minutos com aplicação de acupuntura e moxa bastão nas áreas doloridas da escápula esquerda, do ílio direito, do colo inguinal esquerdo e direito, da coxa medial esquerda e da parte superior do joelho esquerdo. O tratamento foi concluído em seis sessões com a eliminação das dores.

Imagem 137 – Tratamento com acupuntura e moxa bastão nos pontos doloridos da parte interna da coxa esquerda e da região inguinal esquerda (13/01/2017)

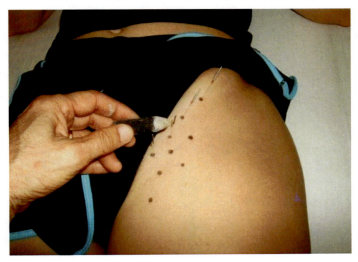

Fonte: o autor

2.3.16 Dores no pé

2.3.16.1 Alinhamento de subluxação do pé e de entorse no tornozelo pelo método Suzuki: terapia Yawara Seitai

As fotografias e explicações do método manipulativo descrito a seguir são apresentadas em detalhes na página 32 do livro *O método de cura de Yawara pelo processo do professor Suzuki*, de Sadakazu Nakata (1996).

Se o paciente tiver uma subluxação e entorse no tornozelo esquerdo, o terapeuta deverá posicioná-lo em decúbito dorsal (Imagens 138 a 140), segurar firmemente com a mão direita o osso da metade interna do dorso do pé e, com a mão esquerda, a metade externa do dorso do pé.

Simultaneamente, o terapeuta levantará o joelho esquerdo do paciente e dobrar o direito, colocando-o, com cuidado, abaixo da articulação do joelho do paciente, acima da canela. Em seguida, o terapeuta colocará a mão esquerda no dedo do pé esquerdo do paciente, movendo-o para frente e para trás 20 vezes de forma rigorosa, esticando e ajustando os ligamentos do dorso do pé (Imagens 141 e 142). Durante esse procedimento, é importante segurar firmemente o dorso do pé do paciente com as duas mãos, empurrando o calcanhar para baixo e para frente.

O terapeuta, então, colocará sobre o seu joelho direito o tornozelo esquerdo do paciente (Imagem 143). Com a sua mão direita, o terapeuta segurará o tornozelo esquerdo por cima e, com a mão esquerda, movimentar em círculos o tornozelo de um lado para o outro, verificando se ele gira normalmente. Esse procedimento ajuda no caso de pequenas subluxações e entorses.

O terapeuta pode, nesse procedimento, sentir pequenas fissuras no osso. Para isso, ele gira suavemente, com sua mão esquerda, o tornozelo (Imagem 143). Se ouvir um rangido, significa que o osso está definitivamente danificado. Nesse caso, o terapeuta pressionará meticulosamente, com a ponta do seu polegar. Quando a ponta do polegar atinge a área afetada, ela causa dor intensa, o terapeuta então, marcará a área dolorida e aplicar a moxabustão direta.

O tamanho e o número de moxas dependem do grau da lesão óssea, mas, para lesões menores de seis a oito aplicações de moxabustão direta, costumam ser suficientes para um grande alívio da dor. É aconselhável enfaixar a área lesionada e, em vez da moxabustão direta, pode-se usar a técnica de acupuntura e moxa bastão.

Imagem 138 – Correção da subluxação 1
A entorse de tornozelo esquerdo

Imagem 139 – Correção da subluxação 2
(ampliado)

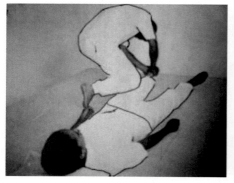 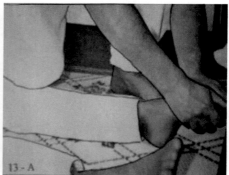

Fonte: NAKATA (1996, p. 34-37)

Imagem 140 – Correção da subluxação 3 (outro ângulo)

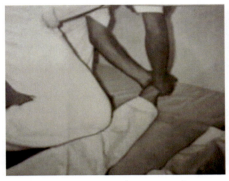

Fonte: NAKATA (1996, p. 37)

Imagem 141 – Correção da subluxação 4 (acabamento final nos dedos do pé)

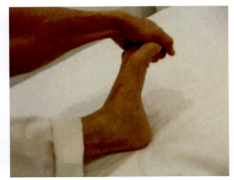

Fonte: o autor

Imagem 142 – Correção da subluxação 5 (ampliado: acabamento final nos dedos do pé)

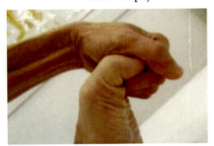

Fonte: o autor

Imagem 143 – Confirmação do som de rangido da subluxação e entorse de tornozelo

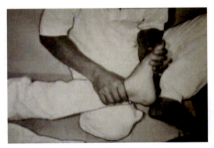

Fonte: NAKATA (1996, p. 37)

2.3.16.2 Tratamento de entorse no tornozelo

Caso 1

CM (mulher, 66 anos, 1,64 m, 56 kg)

Por conta de uma entorse de tornozelo do pé esquerdo, a paciente veio à clínica um dia depois de ter sofrido queda ao descer do ônibus, por causa de um desnível na calçada. O seu tratamento foi concluído em quatro sessões (23/06, 30/06, 07/07 e 25/07 de 2017) com acupuntura e moxa bastão em pontos doloridos. Para complementar, durante o tratamento, a paciente aquecia os pés com água quente em casa (Imagens 144 a 147).

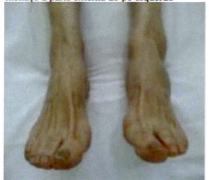

Imagem 144 –
Inchaço a parte externa do pé esquerdo

Fonte: o autor

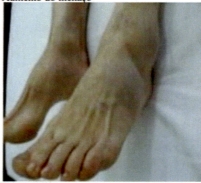

Imagem 145 –
Aumento do inchaço

Fonte: o autor

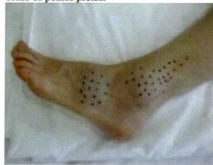

Imagem 146 –
Antes de aplicar a moxa, marcar os pontos doloridos como os pontos pretos.

Fonte: o autor

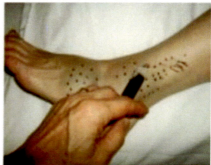

Imagem 147 –
Depois marcar os pontos, serão tratados com acupuntura e moxa bastão..

Fonte: o autor

2.3.16.3 Neuroma de Morton

① **Sintomas e causas**

De acordo com o site da Associação Ortopédica Japonesa, o local do distúrbio ocorre com mais frequência entre o terceiro e o quarto dedo do pé (na área de encontro entre os dedos) e, às vezes, entre os 2º e 3º, e também, o 4º e 5º dedos do pé. Os sintomas do neuroma de Morton incluem uma variedade de sintomas neurológicos, como dormência, formigamento e queimação.

Também podem surgir pequenos nódulos dolorosos na região plantar do pé. A dor também costuma ser intensa e, às vezes, se estende para a parte inferior da perna. O neuroma de Morton (Figura 10) é uma neuropatia causada por posturas que deixam os dedos dos pés em extensão, como quando a pessoa fica meio sentada apoiando-se nos dedos dos pés e pelo uso regular de salto alto.

Figura 10 – Neuroma de Morton

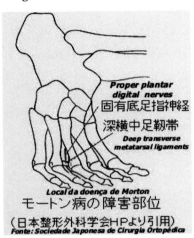

Fonte: NEUROMA DE MORTON (2025, p. 1)

A compressão ou lesão dos nervos que chegam até os dedos dos pés ocorre devido à passagem desses nervos pela parte plantar do ligamento que conecta os metatarsos, conhecido como ligamento metatarsal transverso profundo. Essa compressão pode levar ao desenvolvimento de um neuroma muito doloroso, chamado de neuroma de Morton, que se forma próximo à área onde ocorre a compressão. O neuroma de Morton corresponde a um espessamento do nervo plantar interdigital do pé e é mais comum em mulheres de meia-idade.

② **Tratamento do neuroma de Morton**

Caso 1

YO (homem, 75 anos, 1,68 m, 53 kg)

Agricultor que cultiva batatas realiza trabalhos agrícolas extenuantes na fazenda, desde sua juventude. Ele veio à clínica com dificuldades para caminhar e arrastando a perna esquerda. Presumi, pelos sintomas, que se tratava do neuroma de Morton.

O tratamento, concluído em oito sessões, envolveu três aplicações diretas nos pontos doloridos da planta do pé, com moxabustão do tamanho de grão de arroz. Isso resultou em uma redução significativa da dor (Imagem 148). Atualmente, o agricultor continua a trabalhar em sua fazenda normalmente.

Imagem 148 – Região dos pontos doloridos na parte plantar do pé esquerdo (23/22/2015)

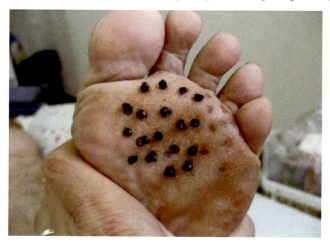

Fonte: o autor

Caso 2

IFR (mulher, 62 anos, 1,67 m, 69 kg)

A paciente foi diagnosticada com neuroma de Morton. A moxabustão do tamanho de grão de arroz foi aplicada três vezes diretamente na área dos pontos doloridos do pé esquerdo. Uma única sessão bastou para a paciente ficar curada (Imagem 149).

Imagem 149 – Tratamento de moxabustão direta na região dos pontos doloridos (27/06/2014)

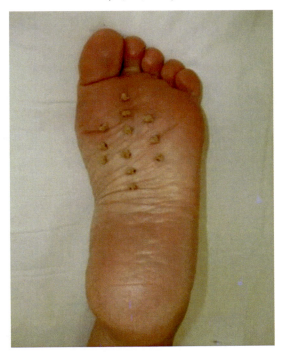

Fonte: o autor

Caso 3

SK (mulher, 51 anos, 1,57 m, 68 kg)

A paciente, enfermeira havia 15 anos, sofria com o neuroma de Morton. Por meio do toque com as pontas dos dedos, identifiquei e marquei os pontos do neuroma na planta de ambos os pés, aplicando o tratamento com acupuntura e moxa bastão (Imagens 150 e 151). Após a quarta sessão, com tratamento semanal, a dor foi reduzida em cerca de 30%. Após 13 sessões, também semanais, a paciente relatou ótima melhora do quadro álgico.

Para evitar a dor causada pelo neuroma, a paciente usava, havia 15 anos, tênis esportivos com salto macio. Ela suspeitava que tivesse esporão em ambos os calcanhares.

O tratamento foi realizado em 09/02/2013, com moxabustão, martelo e T-timbo (Imagem 168) na área afetada.

Imagem 150 – Tratamento com acupuntura e moxa bastão

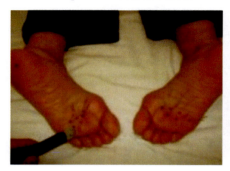

Fonte: o autor

Imagem 151 –Tratamento com acupuntura e moxa bastão

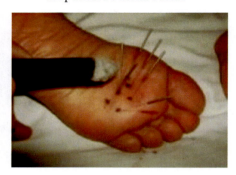

Fonte: o autor

2.3.16.4 Tratamento da dor no tornozelo

Caso 1

DT (homem, 55 anos, 1,75 m, 65 kg)

O paciente, maratonista que percorre até 100 km, chegou à clínica queixando-se de dor no tornozelo direito. Localizada a área da dor por meio da palpação e feitas as marcações com pontos pretos, ele foi tratado com acupuntura e moxabustão (Imagem 152).

Imagem 152 – Pontos pretos no lado interno do pé direito indicam a área da dor (25/09/2018)

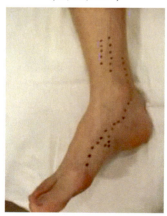

Fonte: o autor

2.3.16.5 Dor no tendão de Aquiles

2.3.16.5.1 O que é o tendão de Aquiles?

O tendão de Aquiles (tendão do calcâneo) com cerca de 15 cm de comprimento está localizado atrás do tornozelo, ocupando a área central da panturrilha até o calcanhar. É o tendão mais comprido e forte do corpo humano, sendo mais espesso na parte superior e fina na inferior.

Desempenhando funções importantes, o tendão é responsável por levantar o calcanhar no movimento de um chute, atua também na aterrissagem do pé no chão durante a caminhada, em corridas, saltos, entre outros movimentos. Quando, no entanto, há uma carga grande e momentânea como no movimento de pisar com força, pode ocorrer uma lesão, provocando inflamação ou até ruptura desse tendão. Além disso, apesar de ser o maior tendão do corpo humano, os seus vasos sanguíneos são escassos e, por isso, quando há dor, ela tende a ser considerada intratável (Fonte: Wikipedia, Achilles tendon. Disponível em: https://en.wikipedia. org/wiki/Achilles_tendon. Acesso em: 12 fev. 2025).

2.3.16.5.2 Tratamento da dor no tendão de Aquiles

Caso 1

LET (homem, 45 anos, 1,65 m, 69 kg)

O paciente, treinador de maratona, sentia dores no tendão de Aquiles havia 15 anos. Como estava inchado, utilizei a ferramenta "bastão de procura" (Imagem 161) para identificar os pontos doloridos nos lados esquerdo e direito, e os marquei. A dor, tratada com acupuntura e moxa bastão (Imagens 153 e 154), desapareceu com quatro sessões, com intervalos de dois a três dias entre eles (16/07, 18/07, 20/07 e 23/07 de 2012).

Imagem 153 – Antes de aplicar a moxa, marcar os pontos pretos nos doloridos (16/07/2012, 14:16)

Imagem 154 – Depois marcar, serão tratados com acupuntura e moxa bastão nos pontos. (16/07/2012, 14:28)

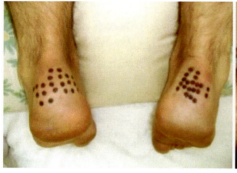
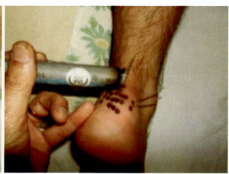

Fonte: o autor   Fonte: o autor

Caso 2

CJCA (homem, 45 anos, 1,87 m, 92 kg)

O paciente é maratonista. O tendão de Aquiles de seu pé esquerdo não apresentava elasticidade e ele sentia dor em um ponto na planta do pé. Ambos os problemas foram tratados com moxabustão direta do tamanho de um grão de arroz, por três vezes. O tratamento foi em 08/02/2014 (Imagem 155) e, ao término da sessão, ele não apresentava mais queixas. Três anos depois, em 01/07/2017, ele retornou à clínica com os mesmos problemas e o tratamento foi novamente eficaz.

Imagem 155 – Moxabustão aplicada no tendão de Aquiles e na planta do pé (08/02/2014)

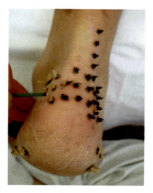

Fonte: o autor

Caso 3

CK (mulher, 53 anos, 1,59 m, 68 kg)

A paciente, esposa de um cultivador de flores, o ajuda no trabalho agrícola, além de ser dona de casa. Por ter fraturado a tíbia e a fíbula do tornozelo direito havia um ano e meio, ela passou a colocar muito peso na perna esquerda, fazendo com que o tendão de Aquiles dessa perna ficasse inchado. Foi aplicada moxabustão direta do tamanho de um grão de arroz nesse tendão. O tratamento foi concluído em cinco sessões com intervalos semanais (Imagem 156).

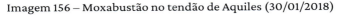

Imagem 156 – Moxabustão no tendão de Aquiles (30/01/2018)

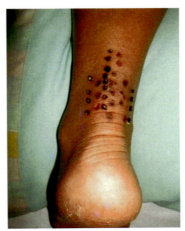

Fonte: o autor

2.3.16.6 Fascite plantar e esporão do calcâneo

2.3.16.6.1 Localização da fascite plantar e do esporão do calcâneo

Para entender a fascite plantar, observe a Figura 11, publicada no site www.pessemdor.com.br. A fascite plantar e o esporão do calcâneo são condições clínicas diferentes, mas que, em alguns casos, apresentam sintomas parecidos. Fascite plantar é uma inflamação que afeta o tecido fibroso da membrana do tendão plantar por muito tempo devido ao uso excessivo da sola do pé em atividades como maratona.

Figura 11 – Localização da fascite plantar e do esporão do calcâneo

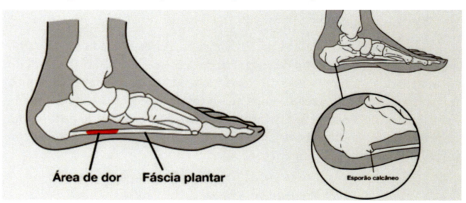

Fonte: FASCITE PLANTAR (2023, p. 1)

2.3.16.6.2 Tratamento da fascite plantar

Caso 1

SN (mulher, 47 anos, 1,63 m, 57 kg)

A paciente, médica otorrinolaringologista, era maratonista havia 20 anos. Queixava-se de dor na planta do pé direito; deduzi ser fascite plantar. Tratei-a com acupuntura e moxa bastão (Imagem 157).

Imagem 157 – Tratamento com acupuntura e moxa bastão para fascite plantar (22/09/2018)

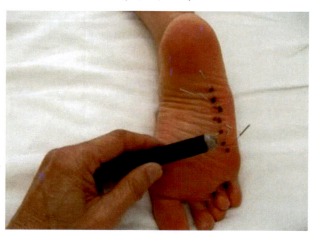

Fonte: o autor

2.3.16.7 Esporão do calcâneo

2.3.16.7.1 O que é esporão do calcâneo?

Ocasionalmente, recebo pacientes que apresentam dificuldades para caminhar devido a dores no calcâneo. A maioria desses pacientes diz que acorda no meio da noite com cãibras. Geralmente, a dor é apenas na sola do calcâneo, afetando também a área do calcanhar em contato com o tendão de Aquiles. Os esporões do calcâneo (espinhos ósseos = pequenos ossos em crescimento) na área do calcâneo (Figura 11) são dolorosos. Pode haver sensibilidade na fixação da membrana do tendão plantar no lado anteromedial do calcâneo plantar e um leve inchaço estar presente.

O primeiro exemplo é de SK, uma enfermeira que tem neuroma de Morton em ambas as solas dos pés há 15 anos. Por causa da dor nas solas dos pés, ela tem usado tênis esportivos e acredita que isso pode ter causado esporões em ambos os calcanhares. Lembrei-me então dos ensinamentos do meu professor Mestre Asaji Suzuki. Segundo ele, os esporões do calcâneo têm maior facilidade de se formar em pessoas que usam por tempo prolongado calçados com sola macia.

Por essa razão, considerei as seguintes causas para a formação de esporões do calcâneo. A sola humana é estruturalmente projetada para pisar em solo duro.

Entretanto, quando calçados com sola macia são usados por muitos anos, acabam gerando uma tensão excessiva na membrana do tendão plantar.

As articulações da membrana do tendão plantar conectadas ao calcanhar ficam sobrecarregadas e, na tentativa de evitar a ruptura das articulações, o cálcio se acumula na região e o osso do calcanhar se prolifera, formando uma saliência óssea triangular conhecidas como "espinhos". Esses espinhos podem medir de 1 a 5 mm. O calcanhar normal, à esquerda, sem esporão do calcâneo e sem dor, é do autor (Imagem 158). O calcanhar, à direita, é da paciente e está inchado e arredondado, assim como a área plantar do calcanhar, sinalizando a existência de esporão de calcâneo e de dois oestófitos inchados na área do tendão de Aquiles e na área plantar do calcâneo (esporão).

O tratamento consiste em cinco aplicações de moxabustão nessas duas áreas, e "esmagá-lo" com o T-Timbo e o martelo. A dor desaparecerá e, com o tempo, o esporão do calcâneo será naturalmente absorvido pelo corpo e o calcanhar ficará mais plano.

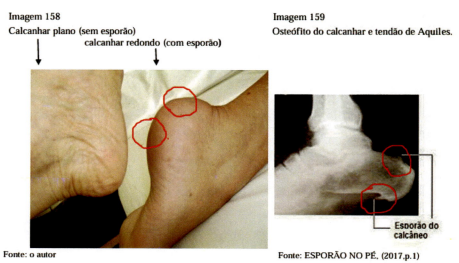

Imagem 158
Calcanhar plano (sem esporão)
calcanhar redondo (com esporão)
Fonte: o autor

Imagem 159
Osteófito do calcanhar e tendão de Aquiles.
Fonte: ESPORÃO NO PÉ, (2017,p.1)

2.3.16.7.2 Tratamento de esporões do calcâneo

Caso 1

HCDS (homem, 65 anos, 1,69 m, 69 kg)

O paciente chegou à clínica em 4 de agosto de 2017. Ele apresentava dor plantar no pé esquerdo havia três meses (Imagem 160). Foram aplicadas cinco moxabustões na área dolorida do calcanhar e na região do tendão de Aquiles, seguidas de batidas com um T-timbo e um martelo. Onze dias depois, em 15 de agosto de 2017, ele trouxe uma nova radiografia, revelando que esse osteófito havia sido reduzido pela metade. Utilizando apenas o T-timbo e o martelo no local, o tratamento foi concluído.

Imagem 160 –
Osteófitos na região do calcanhar esquerdo e do tendão de Aquiles (04/08/2017)

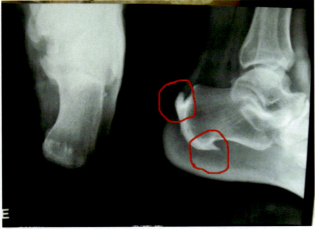

Fonte: o autor

Caso 2

AMF (mulher, 50 anos, 1,65 m, 77 kg)

A paciente veio à clínica em 12 de abril de 2014, sem radiografias do calcâneo.

Pelo método do Mestre Suzuki, o calcanhar foi pressionado com a ponta de um "bastão de procura", que mede 9 cm (Imagem 161), para localizar e marcar os pontos de dor. A dor foi encontrada em 17 locais no pé esquerdo e em 13 locais no pé direito. Uma moxabustão do tamanho de um grão de soja foi aplicada em cada área marcada e foram queimadas cinco moxabustões em cada ponto (Imagens 163 a 166).

O objetivo foi obter um efeito anestésico. Após as cinco moxabustões, um T-timbo de madeira de 13 cm de comprimento (Imagem 162) foi colocado firmemente na sola do pé e utilizado um martelo para "esmagar" o esporão ósseo.

Como esse tratamento provoca dor considerável, o terapeuta imobiliza o membro inferior do paciente com suas próprias coxas, impedindo-o de movimentar a perna (Imagem 167 e 168). Todas as áreas marcadas são "esmagadas" com o T-timbo e um martelo (Imagem 168). Logo depois o paciente precisa andar e, se alguma área dolorida permanecer, ela deve então ser localizada e o mesmo tratamento aplicado. O tratamento é concluído quando o paciente não tiver mais dor ao andar.

AMF foi curada. O problema geralmente é resolvido em uma única sessão.

Claro que há exceções. Em minha experiência nesse tipo de tratamento, uma senhora de 50 anos que tomava injeções mensais de cortisona para a dor causada pelo esporão foi curada em três sessões. Ela vinha semanalmente para o tratamento com moxabustão e marteladas.

Imagem 161 – Ferramenta "bastão de procura"

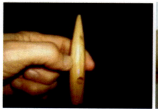

Fonte: o autor

Imagem 162 – T-Timbo

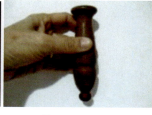

Fonte: o autor

Imagem 163 – Antes de aplicar, marcar nos pontos doloridos.

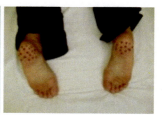

Fonte: o autor

Imagem 164 – Moxabustão nos mesmos pontos, aplicando cinco vezes

Fonte: o autor

Imagem 165 – Aplicado moxabustão, somente as moxas foram queimadas

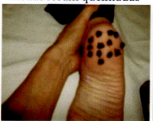

Fonte: o autor

Imagem 166 – Após aplicação nos dois pés

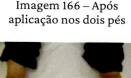
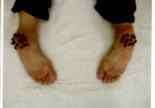

Fonte: o autor

Imagem 167 – Aplicação do T-Timbo

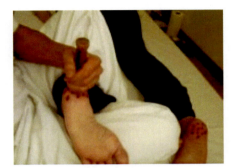

Fonte: o autor

Imagem 168 – Batendo com o martelo

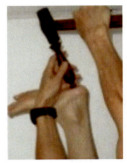

Fonte: o autor

Caso 3

NC (homem, 59 anos, 1,76 m, 84 kg)

O paciente teve seu osso calcâneo raspado cirurgicamente em 9 de agosto de 2001, mas, em 16 anos, a dor não tinha desaparecido nem um pouco.

Ele veio à clínica, em 12 de abril de 2016, com dores na lombar e na escápula esquerda. O tratamento consistiu em seis sessões.

Foram aplicadas cinco moxabustões em 11 pontos no calcanhar plantar esquerdo e em 6 pontos no direito na área de dor e no esporão, com Y-timbo e batidas com um martelo. O mesmo tratamento foi realizado na quinta sessão, em 9 de maio, e o problema foi resolvido (Imagens 169 a 174).

Imagem 169 –
Radiografia antes da cirurgia (22/11/2000)

Imagem 170 –
Radiografia após cirurgia (09/08/2001)
(E) Pé esquerdo   (D) A seta indicada a parte do pé direito que sofreu cirurgia

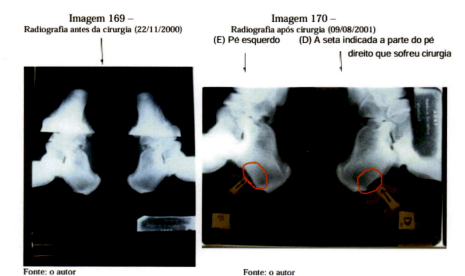

Fonte: o autor

Fonte: o autor

Imagem 171 – Dor na protuberância arredondada osteófito do calcanhar (12/04/2016, 13:18)

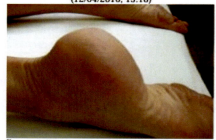

Fonte: o autor

Imagem 172 – Nos pontos pretos marcados, onde sentem as dores (18/04/2016, 13:45)

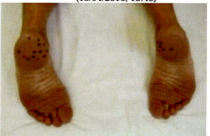

Fonte: o autor

Imagem 173 – Cinco aplicações de moxas diretas na região da dor

Imagem 174 – Batendo o T-timbo com o martelo

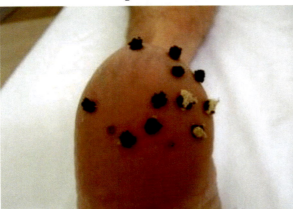
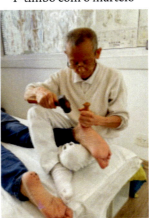

Fonte: o autor   Fonte: o autor

2.3.16.8 Tratamento do inchaço devido a fratura do metatarso

Caso 1

RO (mulher, 58 anos, 1,69 m, 58 kg)

(Tratamento de recuperação de fraturas)

Em 27 de janeiro de 2015, ela sofreu um acidente doméstico. A paciente estava em pé em uma cadeira, procurando algo em uma prateleira, quando a cadeira tombou, atingindo o dorso do seu pé esquerdo, fraturando três metatarsos e danificando os ligamentos.

Após 28 dias com o dorso do pé engessado, ela veio à clínica, um dia após a remoção do gesso.

A área afetada do dorso do pé esquerdo estava inchada e com coloração roxo-avermelhada (Imagem 175). Após o tratamento com acupuntura e moxabustão (Imagens 176 e 178), o edema diminuiu. O tratamento consistiu em três sessões e teve sequência com fisioterapia, resultando em recuperação completa (Imagens 177, 179 e 180).

Imagem 175 – Inchaço do dorso do pé esquerdo (27/02/2015, 14:01)

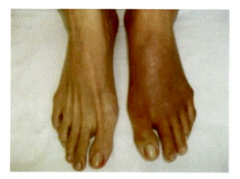

Fonte: o autor

Imagem 176 – Após o tratamento com agulha e moxabustão, foi reduzido no inchaço (27/02, 15:18)

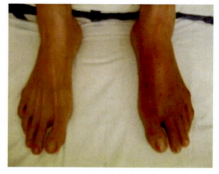

Fonte: o autor

Imagem 177 – Antes de aplicar a moxa, estava inchado no dorso do pé esquerdo (27/02/2015, 14:01)

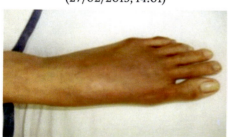

Fonte: o autor

Imagem 178 – Pós-tratamento. Ficou reduzido o inchaço do dorso do pé esquerdo (27/02, 15:18)

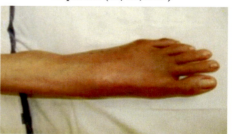

Fonte: o autor

Imagem 179 – Antes de aplicar a moxa, marcar os pontos pretos nos doloridos. (27/02/2015, 14:09)

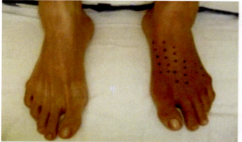

Fonte: o autor

Imagem 180 – Tratamento com agulha e moxa bastão nos pontos doloridos. (27/02, 14:16)

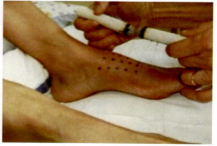

Fonte: o autor

2.3.16.9 Tratamento de joanete

Caso 1

AF (mulher, 49 anos, 1,65 m, 77 kg)

A dor no joanete desapareceu com três aplicações de moxa do tamanho de grão de arroz (Imagem 181).

Imagem 181 – Tratamento de moxabustão em joanete do pé esquerdo (16/03/2013)

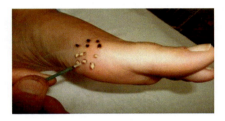

Fonte: o autor

2.3.16.10 Tratamento de fissuras nos ossos do dedo do pé

Caso 1

RB (homem, 32 anos, 1,76 m, 67 kg)

O paciente machucou o dedão do pé (hálux) direito quando a motocicleta que ele estava dirigindo caiu. Para seu tratamento, foram queimadas três moxabustões do tamanho de um grão de arroz (Imagem 182).

Imagem 182 – Tratamento de fissura do dedão do pé com moxabustão (28/01/2018)

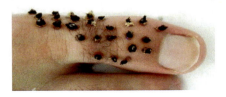

Fonte: o autor

Caso 2

CM (mulher, 67 anos, 1,64 m, 56 kg)

A paciente veio à clínica depois de bater o quarto e o quinto dedo do pé direito na quina de um móvel. Foram aplicadas três moxabustões do tamanho de um grão de arroz nas áreas doloridas. Também, o dedo mínimo era um sintoma de um dedo levantado. O tratamento foi concluído com três sessões com intervalo de sete dias (Imagem 183).

Imagem 183 – Moxabustão nas fissuras do quarto e do quinto dedo do pé (11/05/2018)

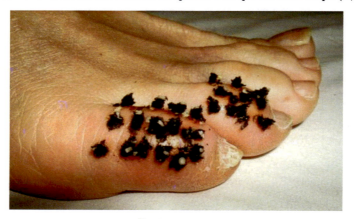

Fonte: o autor

Caso 3

SR (mulher, 53 anos, 1,67 m, 83 kg)

Em 17 de novembro de 2018, a paciente chegou à clínica com uma fissura no dedo mínimo do pé direito provocada por uma batida em um móvel da casa. Ela já havia procurado um ortopedista, que, para reparar a fissura, enfaixou-a com uma fita adesiva e pediu para ela retornar após duas semanas, em 3 de dezembro. Interessada em uma recuperação mais rápida, ela me procurou.

Removi o curativo e, com as pontas dos dedos, encontrei a área afetada e marquei, tratando-a com acupuntura de moxabustão. Ao retornar ao médico na data agendada, as radiografias demonstraram que ela estava se recuperando bem, provavelmente em razão do tratamento com acupuntura e moxa bastão (Imagens 184 e 185).

Imagem 184 – Curativo completo feito pelo médico

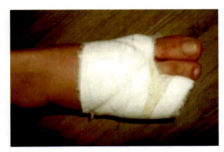

Fonte: o autor

Imagem 185 – Tratamento com acupuntura e moxa bastão por cima do curativo

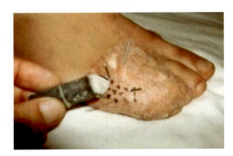

Fonte: o autor

2.3.16.11 Tratamento da fissura no maléolo lateral

Caso 1

CRB (mulher, 44 anos, 1,69 m, 54 kg)

A paciente veio à clínica para tratar de torção no pé direito e de fissura no tornozelo externo (Imagem 186), provocadas durante uma caminhada. O tratamento, com acupuntura e moxabustão nos pontos doloridos marcados em preto, foi realizado em duas sessões, em 8 e 18 de novembro de 2014 (Imagem 187).

Imagem 186 – Radiografia da fissura no tornozelo direito incluir seta

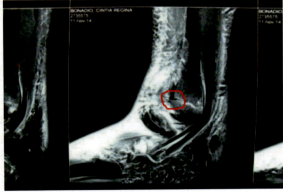

Fonte: o autor

Imagem 187 – Antes de aplicar a moxa, marcar os pontos pretos nos doloridos

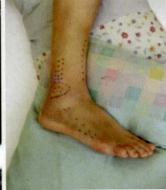

Fonte: o autor

2.3.16.12 Causa e tratamento natural de varizes

2.3.16.12.1 Causa das varizes

As veias varicosas estão ilustradas na Figura 12.

Existem dois tipos de vasos sanguíneos: artérias (19,6% de oxigênio e 48,2% de dióxido de carbono por 100 ml de sangue) e veias (12,9% de oxigênio e 54,8% de dióxido de carbono por 100 ml de sangue), que desempenham papéis distintos na circulação sanguínea. As artérias transportam sangue rico em oxigênio (sangue arterial), enquanto as veias transportam sangue pobre em oxigênio (sangue venoso). O sangue arterial, rico em oxigênio, é vital para fornecer oxigênio e nutrientes às células do corpo humano. O sangue, empobrecido em oxigênio e enriquecido com dióxido de carbono, retorna às veias para ser transportado de volta ao coração e aos pulmões, onde o processo de troca gasosa ocorre novamente.

As veias das pernas têm a importante função de não apenas transportar sangue de volta ao coração, mas também de remover os resíduos metabólicos e produtos de degradação celular gerados pelos tecidos das pernas. Para isso, elas contam com válvulas unidirecionais em forma de "V" invertido, que impedem o refluxo do sangue e garantem seu fluxo em direção ao coração, contra a gravidade. Quando essas válvulas falham, ocorre um fenômeno conhecido como varizes. As varizes são caracterizadas pelo inchaço e dilatação das veias, resultante do acúmulo de sangue causado pela insuficiência venosa crônica. Fatores como hereditariedade, gravidez, parto e permanência prolongada em pé aumentam o risco de desenvolvimento de varizes. A pressão nas veias superficiais e a falha das válvulas, especialmente onde as veias superficiais se conectam às veias profundas, contribuem para a formação de varizes.

As veias das pernas são divididas em dois sistemas: as veias profundas, que percorrem entre os músculos, e as veias safenas, que ficam logo abaixo da pele. As safenas, por sua vez, podem ser grandes ou pequenas, de acordo com a localização, e são frequentemente associadas ao desenvolvimento de varizes visíveis na superfície da pele. Entre as veias profundas e as safenas, há também um ramo de comunicação chamado vasos comunicantes.

Figura 12 – Causa das varizes

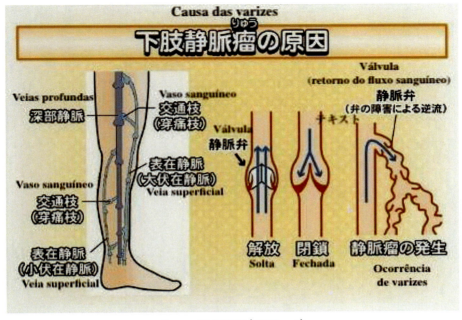

Fonte: VARIZES (2023, p. 1)

A circulação venosa normal (A) e deteriorada (B, C) é ilustrada na Figura 13.

A. O sangue é transportado para o coração por meio das veias normais;

B. A válvula da veia está com suas funções comprometidas e o sangue flui de volta pela safena. Início das veias varicosas;

C. A válvula venosa está danificada e o sangue não flui para a parte superior, mas para baixo para as veias profundas e para as safenas, causando um refluxo. Nesse estado, ambas tornam-se espessas, inchadas, provocando dor e formam-se eczemas, gerando vermelhidão e úlceras. Os vasos sanguíneos incham e os pés ficam com cansaço crônico. A "terapia de bandagem elástica", apresentada a seguir, destina-se a normalizar a circulação sanguínea C⋯B⋯A.

Figura 13 – Deterioração e normalização da circulação venosa

A▸▸▸▸▸▸▸B▸▸▸▸▸▸▸▸C▸▸ Direção da deterioração das varizes
A◂◂◂◂◂◂◂B◂◂◂◂◂◂◂◂C◂◂ Normalização de varizes

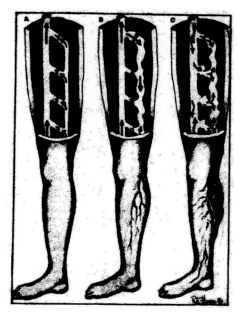

Fonte: DONADI e MUGNAI (1990, p. 16)

2.3.16.12.2 Tratamento natural de varizes

2.3.16.12.2.1 Fortalecimento da panturrilha ("segundo coração")

A panturrilha é frequentemente chamada de "segundo coração". O sangue é bombeado para fora, pelas artérias, para distribuir nutrientes e oxigênio por todo o corpo, e retorna ao coração pelas veias. No entanto, a pressão do sangue bombeado pelo coração não é suficiente para enviar o sangue de volta à parte superior do corpo, por conta da gravidade. Portanto, os músculos das pernas, especialmente os da panturrilha, desempenham um papel crucial nesse processo, pois os músculos das pernas se contraem (ação de bomba muscular), exercendo pressão, "comprimindo" os vasos sanguíneos, ajudando a empurrar o sangue de volta em direção ao coração. A terapia com bandagem elástica reforça essa ação de bombeamento muscular.

O objetivo é acelerar o reparo das células danificadas das pernas e das válvulas venosas, fornecendo oxigênio e nutrientes por meio do sangue bombeado pelos dois corações do corpo humano: o coração propriamente dito e a panturrilha (segundo coração).

2.3.16.12.2.2 Método Suzuki de terapia com bandagem elástica

A seguir, descrevemos a técnica do Mestre Asaji Suzuki de bandagem elástica para varizes nas pernas.

① Material de uso

(A) Tamanho da bandagem elástica: 12 cm x 1,80 m (peso: 36 g, lavável e reutilizável). Duas bandagens em cada perna (do dorso do pé até o joelho e do joelho até o tornozelo) X 2: portanto, são necessárias oito faixas;

(B) Um pedaço de fita crepe;

(C) Algodão quadrado, aplicado no dorso do pé e no calcanhar (4 x 10 = 40 unidades);

(D) Uma caixa de pano umedecido.

Imagem 188 – À esquerda, material elástico, adequado para terapia de bandagem (12 cm x, 1,80 m: 36 g); à direita, material não elástico, inadequado para terapia de bandagem (12 cm x 1,80 m: 18,6 g)

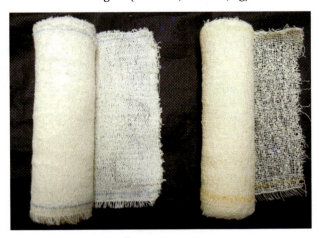

Fonte: o autor

② **Elaboração da tabela de pesquisa sobre varizes**

Em seguida, é feito um formulário de pesquisa sobre as varizes, anotando-se as medidas. São feitas medições da circunferência:

a. do dorso do pé;
b. do tornozelo;
c. da panturrilha.

(Veja as áreas de medição em torno de (a) (b) e (c); Imagens 189, 190 e 191),

Imagem 189 – Mediação da circunferência (a)

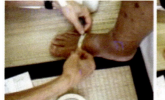

Fonte: o autor

Imagem 190 – Mediação da circunferência (b)

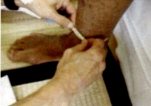

Fonte: o autor

Imagem 191 – Mediação da circunferência (c)

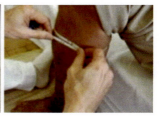

Fonte: o autor

Tabela 1 – Tabela de pesquisa sobre varizes

Fonte: o autor

③ Observações

Na prática, ao aplicar a terapia com bandagem elástica em pacientes com varizes, recomenda-se não enrolar a bandagem com muita força na primeira vez, para que o paciente se acostume. É importante também certificar-se de que o paciente prenda, com firmeza, a fita adesiva para evitar que a bandagem caia, pois, se isso não for feito, ela tende a escorregar.

Com a bandagem mantida no lugar certo, a panturrilha é estimulada a trabalhar sempre que a perna se move.

Para tomar banho, o paciente tem que evitar a entrada de água, por isso ele deve envolver a perna enfaixada até a coxa com um saco plástico, fixando-o com fita adesiva.

O terapeuta troca a bandagem uma vez por semana. Ao retirar a bandagem, ele deverá fazer as medições a, b e c, anotando os dados no formulário de pesquisa. A seguir, ele precisa limpar a perna com lenços umedecidos, envolvendo-a com nova bandagem elástica. O paciente necessita lavar a bandagem usada com sabão de coco para ser reutilizada.

Importante: não usar amaciante de roupa, pois impede a aderência da fita.

④ Como enrolar a bandagem elástica

Na primeira vez, apenas uma perna com sintomas leves será enfaixada (Imagem 192) para o paciente se acostumar com a bandagem. Na segunda vez, as duas pernas serão enfaixadas (Imagem 193).

As bandagens devem ser aplicadas, levando em consideração a condição do paciente, daí a importância do diálogo.

O dorso do pé deverá ser enfaixado duas vezes; na terceira vez, o algodão será posicionado no calcanhar e enrolado, enquanto a mão direita é usada para levantá-lo.

A bandagem precisa ser enrolada com força média.

Enrole a primeira bandagem do dorso do pé até abaixo do joelho e enrole a segunda bandagem abaixo do joelho até o tornozelo, puxando-a para baixo com a mão esquerda. O dorso do pé é preso com duas fitas para manter a bandagem no lugar. Do tornozelo até abaixo do joelho, prenda a bandagem com cinco fitas.

A bandagem da panturrilha deve ser amarrada com fita adesiva para que não caia, pois ela vai ficando cada vez mais fina e frouxa à medida que o tratamento avança. O paciente precisa estar atento a isso, pois é muito importante.

Imagem 192 – No primeiro tratamento, apenas uma perna será enfaixada, para acostumar

Imagem 193 – A partir do segundo tratamento, ambas as pernas estão enfaixadas

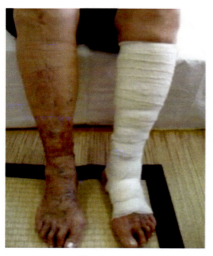

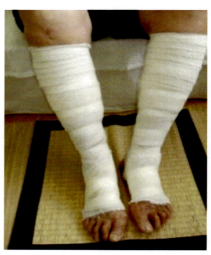

Fonte: o autor

Fonte: o autor

Meias elásticas (30/40 mmHg) do joelho ao pé são usadas por três a seis meses após o tratamento com bandagem terapêutica (Imagens 194 e 195).

Imagem 194 – Frente

Imagem 195 – Vista posterior

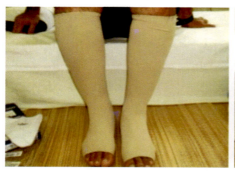

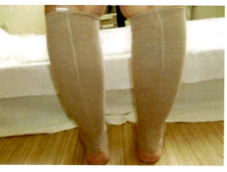

Fonte: o autor

Fonte: o autor

⑤ Sequência de enfaixamento das pernas

Observe pelas três imagens (196 a 210) a sequência de como usar as bandagens elásticas.

Imagem 196 – Colocar algodão no dorso do pé

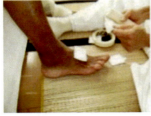

Fonte: o autor

Imagem 197 – Iniciar a bandagem

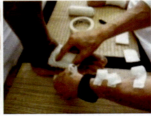

Fonte: o autor

Imagem 198 – Fixar com fita adesiva

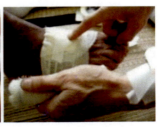

Fonte: o autor

Imagem 199 – Enrolar a bandagem no dorso do pé

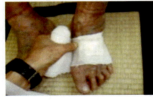

Fonte: o autor

Imagem 200 – Colocar o algodão no calcanhar

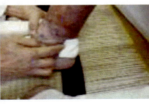

Fonte: o autor

Imagem 201 – Enrolar o calcanhar

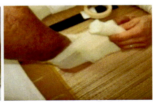

Fonte: o autor

Imagem 202 – Enrolar a bandagem para cima

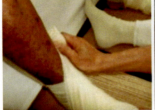

Fonte: o autor

Imagem 203 – Puxar a bandagem para cima

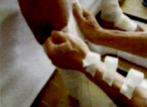

Fonte: o autor

Imagem 204 – Fixar a bandagem com fita adesiva

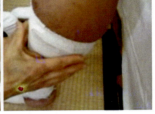

Fonte: o autor

Imagem 205 – Fixar com fita adesiva abaixo do joelho

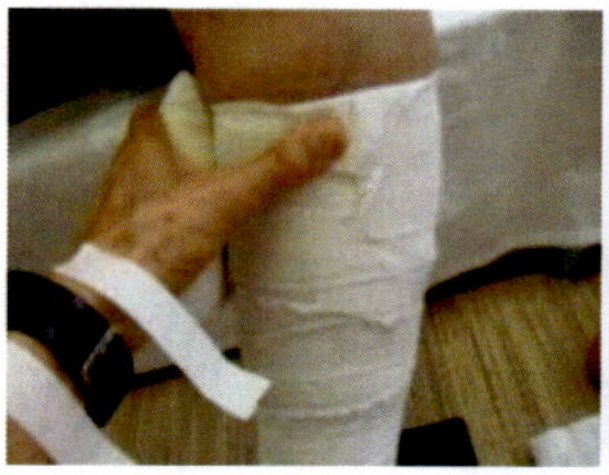

Fonte: o autor

Imagem 206 – Fixar a fita abaixo do joelho

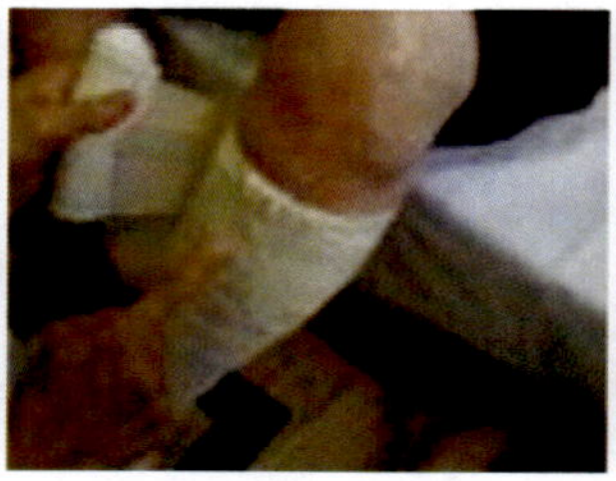

Fonte: o autor

Imagem 207 – Abaixar a bandagem

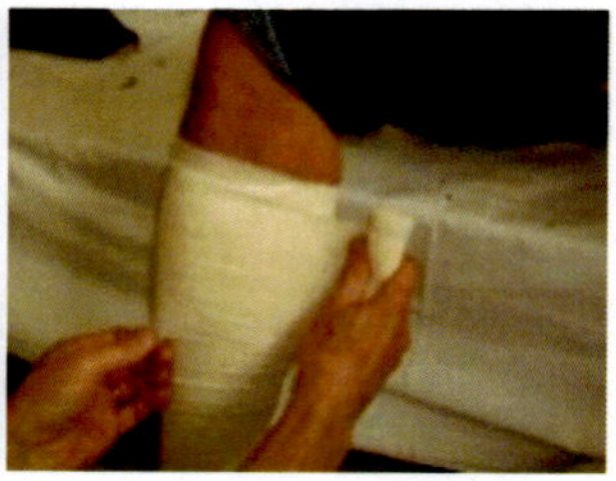

Fonte: o autor

Imagem 208 – Fazer cinco fixações de fita

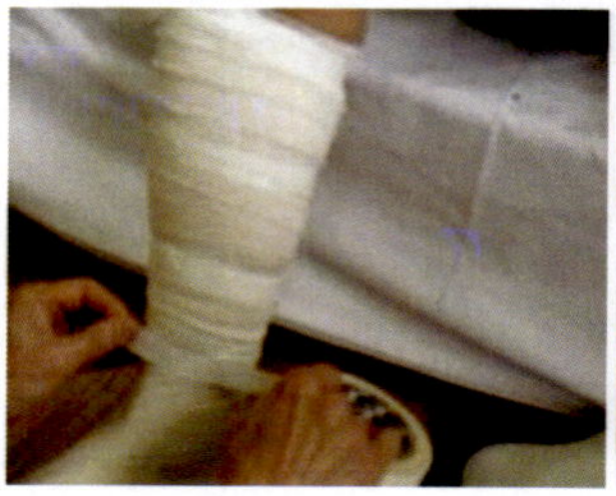

Fonte: o autor

Imagem 209 – Puxar os dedos

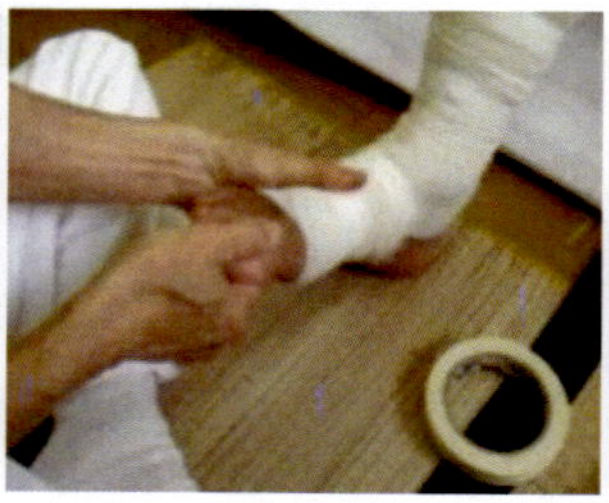

Fonte: o autor

Imagem 210 – Vista panorâmica

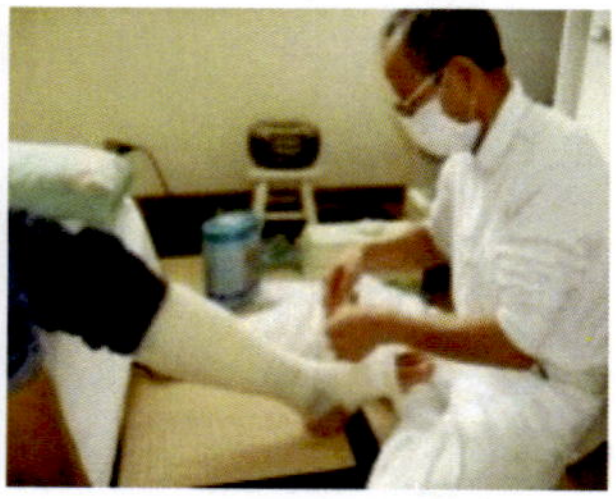

Fonte: o autor

2.3.16.12.2.3 Tratamento com bandagem elástica pelo método Suzuki

Caso 1

JEDS (mulher, 53 anos, 1,57 m, 52 kg)

O que mais me chamou atenção nesse caso foi o fato de que a cor da unha do pé antes do tratamento era preta, mas voltou a ser branca após o tratamento (Imagens 211 e 212). A paciente também observou, no último dia de tratamento, em 11 de dezembro, que a cor da pele do calcanhar parecia mais clara do que no início do tratamento (Imagens 213 e 214).

Imagem 211 – Início do tratamento
(16/10/2002)

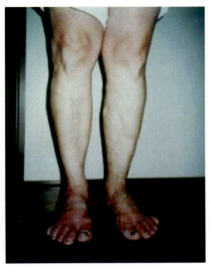

Fonte: o autor

Imagem 212 – Após o tratamento
(11/12/2002)

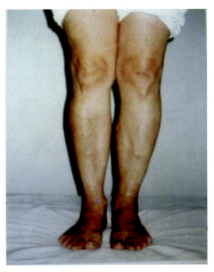

Fonte: o autor

Imagem 213 – Início do tratamento
(16/10/2002)

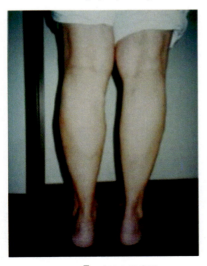

Fonte: o autor

Imagem 214 – Após o tratamento
(11/12/2002)

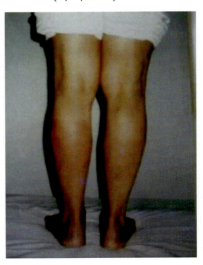

Fonte: o autor

Tabela 2 – Medição das pernas da paciente JEDS (2002)

Perna esquerda	1°	2°	3°	4°	5°	6°	7°	8°	9°	10°	11°
Data	4/10	9/10	16/10	23/10	30/10	6/11	13/11	20/11	27/11	4/12	11/12
(a) cm	22,5	-	-	-	-	-	-	-	22	22	22
(b) cm	20,5	-	-	-	-	-	-	-	20,5	20,5	20
(c) cm	34,5	-	-	-	-	-	-	-	34	33,5	33

Perna direita	1°	2°	3°	4°	5°	6°	7°	8°	9°	10°	11°
Data	4/10	9/10	16/10	23/10	30/10	6/11	13/11	20/11	27/11	4/12	11/12
(a) cm	22	-	-	-	-	-	-	-	22	22	22
(b) cm	19	-	-	-	-	-	-	-	19,5	20	19,5
(c) cm	34,5	-	-	-	-	-	-	-	34	33,5	32,5

Fonte: o autor

Alterações nas medidas, antes e depois do tratamento (Figura 14): (a) Dorso do pé; (b) Tornozelo; (c) Panturrilha.

Conforme a Tabela 2:

Perna esquerda

(a) 22,5 cm→→→22 cm, (b) 20,5 cm→→→20 cm, (c) 34,5 cm→→→33 cm

Perna direita

(a) 22 cm →→→ 22 cm, (b) 19 cm →→→ 19,5 cm, (c) 34,5 cm→→→32,5 cm

Em particular, nota-se a redução de 1,5 cm na circunferência (c) da perna esquerda e de 2 cm na da perna direita. Após o término do tratamento com bandagem elástica, é recomendável continuar usando meia elástica (30/40 mmHg) — até a altura dos joelhos, por três a seis meses (fora o calcanhar e pontas dos pés). O uso da meia elástica foi igual no tratamento dos casos 2, 3 e 4.

Figura 14 – Gráfico de medição das pernas da paciente JEDS com base na Tabela 2
Perna esquerda   Perna direita

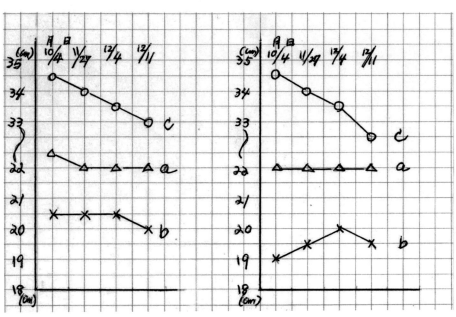

Fonte: o autor

Caso 2

OST (mulher, 72 anos, 56 m, 50 kg)

A paciente chegou à clínica em 30 de outubro de 2002 com grau de ulceração das varizes na frente do tornozelo direito a ponto de estourar. O médico que a atendia não recomendou cirurgia por conta de sua idade. Optou-se, então, por enfaixamento. Dois meses após a bandagem, em 27 de dezembro de 2022, a ulceração havia desaparecido (Imagens 215 e 216). As varizes na parte posterior das pernas também diminuíram (Imagens 217 e 218).

Imagem 215 – Antes do tratamento
(30/10/2002)

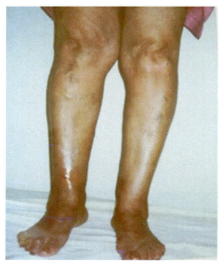

Fonte: o autor

Imagem 216 – Após o tratamento
(27/12/2002)

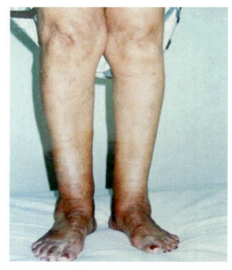

Fonte: o autor

Imagem 217 – Antes do tratamento
(30/10/2002)

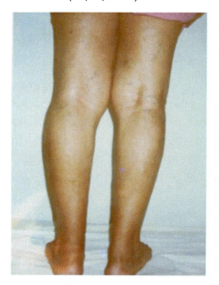

Fonte: o autor

Imagem 218 – Após o tratamento
(27/12/2002)

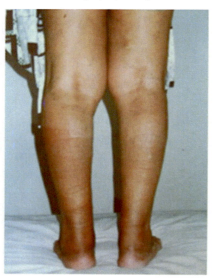

Fonte: o autor

Tabela 3 – Medição das pernas da paciente OST (2002)

Perna esquerda	1°	2°	3°	4°	5°	6°	7°	8°	9°	10°
Data	30/10	6/11	13/11	20/11	25/11	4/12	11/12	18/12	23/12	27/12
(a) cm	20	-	-	-	-	-	20	20	19,5	19
(b) cm	22	-	-	-	-	-	21	20,5	20,5	21
(c) cm	34	-	-	-	-	-	33	33	32,5	31,5

Perna direita	1°	2°	3°	4°	5°	6°	7°	8°	9°	10°
Data	30/10	6/11	13/11	20/11	25/11	4/12	11/12	18/12	23/12	27/12
(a) cm	20	-	-	-	-	-	20	20	20	19,5
(b) cm	22	-	-	-	-	-	21,5	21	21,5	21
(c) cm	35	-	-	-	-	-	33	32,5	32,5	31,5

Fonte: o autor

Alterações nas medidas, antes e depois do tratamento (Figura 15): (a) Dorso do pé; (b) Tornozelo; (c) Panturrilha.

Conforme a Tabela 3:

Perna esquerda

(a) 20 cm→→→19 cm, (b) 22 cm→→→21 cm, (c) 34 cm→→→31,5 cm

Perna Direita

(a) 20 cm→→→19,5 cm, (b) 22 cm→→→21 cm, (c) 35 cm→→→31,5 cm

Nota-se, especialmente em (c), que a circunferência da perna esquerda diminuiu 2,5 cm, e a da perna direita diminuiu 3,5 cm.

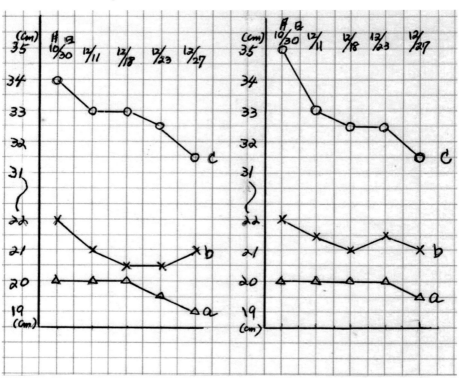

Figura 15 – Gráfico de medição das pernas da paciente OST com base na Tabela 3

Fonte: o autor

Caso 3

TF (mulher, 61 anos, 1,50 m, 40 kg)

Nesse caso, a paciente apresentava varizes com os três sintomas: inchaço, vasos sanguíneos salientes e com formação de caroços. Geralmente, o tratamento é realizado em oito a dez sessões. Porém, como os vasos sanguíneos apresentavam protuberâncias significativas, o procedimento foi realizado 17 vezes para obter melhora considerável (Imagens 219 e 220).

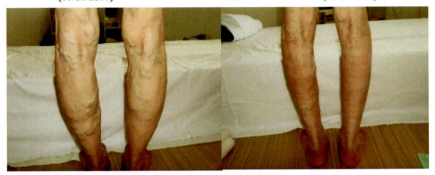

Imagem 219 – Antes do tratamento (17/01/2011)

Imagem 220 – Após o tratamento (13/05/2011)

Fonte: o autor

Tabela 4 – Medição das pernas da paciente TF (2011)

Perna esquerda	1°	2°	3°	4°	5°	6°	7°	8°	9°	10°	11°	12°	13°	14°	15°	16°	17°
Data	17/01	24/01	5/02	14/02	21/02	26/02	4/03	12/03	19/03	26/03	1/04	8/04	15/04	25/04	30/04	06/05	13/05
(a) cm	17	16,5	16,5	-	16,5	16,5	16	-	16	16,5	16	16,5	-	-	16	-	16
(b) cm	16	15,5	16	-	15,5	15	15	-	15	15,5	16	15	-	-	15	-	15
(c) cm	25	23	23	-	22	21,5	21,5	-	21,5	21,5	22	21	-	-	21,5	-	22

Perna direita	1°	2°	3°	4°	5°	6°	7°	8°	9°	10°	11°	12°	13°	14°	15°	16°	17°
Data	17/01	24/01	5/02	14/02	21/02	26/02	4/03	12/03	19/03	26/03	1/04	8/04	15/04	25/04	30/04	06/05	13/05
(a) cm	17,5	17	17	-	17	17	16,5	-	16,5	16,5	16	15,5	-	-	16,5	-	16,5
(b) cm	17	15	15,5	-	15	15,5	15	-	15,5	15	15	15	-	-	15	-	15
(c) cm	24	22	23	-	22	22	21,5	-	22	21,5	21,5	21	-	-	21	-	21

Fonte: o autor

Alterações nas medidas, antes e depois do tratamento (Figura 16): (a) Dorso do pé; (b) Tornozelo; (c) Panturrilha.

Conforme a Tabela 4:

Perna esquerda

(a) 17 cm→→→16 cm, (b) 16 cm→→→15 cm, (c) 25 cm→→→22 cm

Perna direita

(a) 17,5 cm→→→16,5 cm, (b) 17 cm→→→15 cm, (c) 24 cm→→→21 cm

Em (a), nota-se uma diminuição em torno de 1 cm; em (b), de 1 cm a 2 cm; e em (c), de 3 cm em ambas as pernas.

Figura 16 – Gráfico de medição das pernas da paciente TF com base na Tabela 4
Pé esquerdo   Pé direito

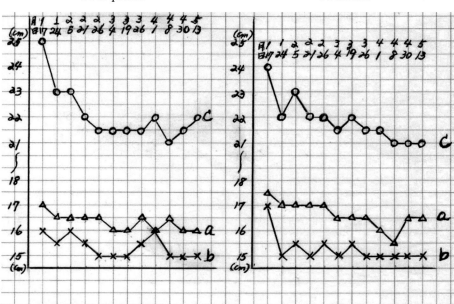

Fonte: o autor

Caso 4

IBDJ (mulher, 81 anos, 1,62 m, 84 kg)

A paciente apresentava: inchaço, pigmentação, vasos sanguíneos salientes com formação de caroços. Após dez sessões do tratamento com bandagens, os sintomas melhoraram consideravelmente (Imagens 221 a 224), mas seria possível alcançar um resultado melhor se o tratamento tivesse sido continuado.

Imagem 221 – Antes do tratamento
(17/01/2014)

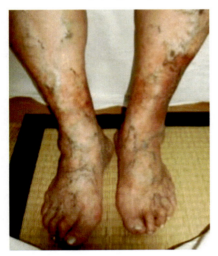

Fonte: o autor

Imagem 222 – Após o tratamento
(15/03/2014)

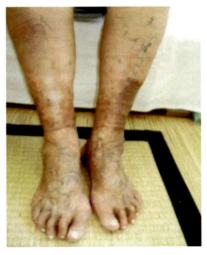

Fonte: o autor

Imagem 223 – Antes do tratamento
(17/01/2014)

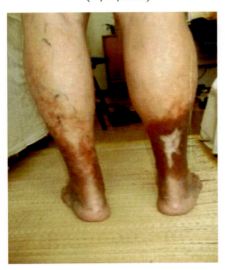

Fonte: o autor

Imagem 224 – Após o tratamento
(15/03/2014)

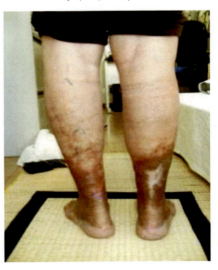

Fonte: o autor

Tabela 5 – Medição das pernas da paciente IBDJ (2014)

Perna esquerda	1°	2°	3°	4°	5°	6°	7°	8°	9°	10°
Data	17/01	25/01	1/02	8/02	15/02	22/02	1/03	8/03	15/03	21/03
(a) cm	23,5	23	22	22	-	22	22,5	22	22,5	22
(b) cm	22,5	21,5	22	22	-	22	22	22	22,5	22
(c) cm	38,5	39	36,5	36	-	36	37	36	36	35

Perna direita	1°	2°	3°	4°	5°	6°	7°	8°	9°	10°
Data	17/01	25/01	1/02	8/02	15/02	22/02	1/03	8/03	15/03	21/03
(a) cm	24,5	23	23	23	-	22	23	22	23	22,5
(b) cm	22,5	22	22	22,5	-	22,5	23	23	23	22,5
(c) cm	39	40	38	36,5	-	35	37	36	35	36

Fonte: o autor

Alterações nas medidas, antes e depois do tratamento (Figura 17): (a) Dorso do pé; (b) Tornozelo; (c) Panturrilha.

Conforme a Tabela 5:

Perna esquerda

(a) 23,5 cm→→→22 cm, (b) 22,5 cm→→→22 cm, (c) 38,5 cm→→→35 cm

Perna direita

(a) 24,5 cm→→→22,5 cm, (b) 22,5 cm→→→22,5 cm, (c) 39 cm→→→36 cm

Em (a), percebe-se uma diminuição em torno de 1,5 cm na perna esquerda, 2 cm na perna direita; e, em (c), a redução foi de 3 cm na perna direita e de 3,5 cm na perna esquerda.

Figura 17 – Gráfico de medição das pernas da paciente IBDJ com base na Tabela 5

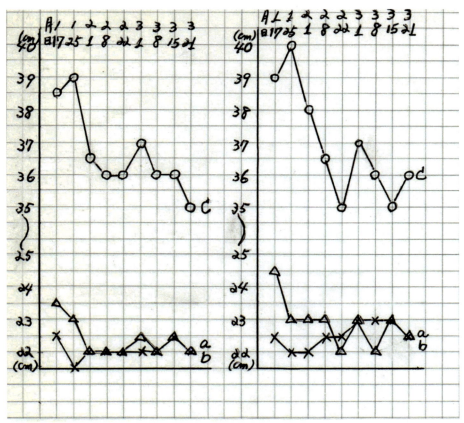

Fonte: o autor

POSFÁCIO

Nas palavras do Mestre Asaji Suzuki, o supervisor do livro *O método de cura de Yawara pelo processo do professor Suzuki*, 1996, escrito por Sadakazu Nakata:

> O princípio do trabalho corporal do Yawara é uma teoria simples de manter o corpo como o de um bebê recém-nascido saudável e normal e ajustar o corpo adulto facilmente distorcido ao estado correto do nascimento para manter a saúde e a vida longa.
>
> As técnicas refinadas do Japão antigo são simples e diretas, além de serem notavelmente eficazes e seguras. Em particular, o método de correção da coluna vertebral usa uma técnica racional que é completamente diferente da osteopatia geral atual, do "tui na" chinês (tui na), da quiropraxia etc., e é uma arte médica valiosa que é o orgulho do povo japonês, preenchendo as lacunas perdidas pelos métodos de medicina ocidentais e chineses.
>
> Gostaria de pedir a sua compreensão e reconhecimento para que a herança do povo japonês não seja, de alguma forma, esquecida. Como um daqueles que têm transmitido a tradição, estou ansioso para contribuir com a saúde e a felicidade de toda a humanidade por meio do tratamento terapêutico do próximo século, 21. (Nakata, 1996, p. 2).

De acordo com os ensinamentos do Mestre Suzuki, no tratamento dos pacientes, inicialmente faça a correção da coluna vertebral, em seguida, o tratamento da dor que é a queixa principal. Dessa forma, o tempo de tratamento é reduzido e o efeito terapêutico elevado, possibilitando a cura completa da doença.

BIOGRAFIA DO MESTRE ASAJI SUZUKI

① Breve registo pessoal

1921 Nasceu em Hakodate, Hokkaido, Japão. Formou-se na antiga escola secundária, graduando-se pela Faculdade de Língua Chinesa de Tenshin, na China. Fez treinamento na Universidade de Pequim. E também obtido no Japão o certificado "Herdeiro da cura de Yawara Seitai do estilo da arte marcial tradicional Yoshida". Durante a Segunda Guerra Mundial, aplicou a terapia Yawara Seitai no Sul da Ásia, por um período de oito anos.

1961 Imigrou para o Brasil em junho, sendo como o líder dos 380 imigrantes no navio holandês Chicharenga. Na vida inicial no Brasil, o famoso pintor chinês Zhang Daich'ien convidou o mestre Suzuki para morar no sitio dele no algum período em Itaquera, com quem conhecia ele no tempo na China. Depois este período, aprimorou sua experiência em Yawara Seitai e atuou moxaterapia tornou-se o especialista e pioneiro no Brasil. Finalmente, assumiu como presidente da Associação Nacional para o Desenvolvimento da Medicina Oriental no Brasil (Andemo).

2004 Faleceu aos 83 anos de idade. Praticou, por 50 anos, a terapia "Yawara" antes e depois da guerra.

Tendo em mente a queixa principal do paciente, Mestre Suzuki iniciava o tratamento corporal, com a correção e o ajuste da coluna vertebral na posição prona, depois da região lombar e, a seguir, dos membros inferiores e até dos dedos dos pés.

Essa é a prática do Mestre Suzuki de "ajustar o paciente ao estado original do nascimento" por meio do trabalho corporal.

O tratamento é considerado altamente eficaz, pois trata as principais queixas.

De fato, durante meu período de treinamento, pude constatar que ele conseguia tratar todas as queixas dos pacientes que o procuravam. Nunca ouvi dizer que o Mestre não tivesse conseguido esse resultado. Também aprendi com ele a tratar da luxação completa da articulação do ombro.

Graças ao seu ensinamento, eu consegui reabilitar dois pacientes com deslocamento completo da articulação do ombro, um havia caído de um cavalo e o outro havia sofrido um acidente automobilístico.

② Planejamento de sucessores

Como responsável pelo treinamento de discípulos, o Mestre Suzuki ofereceu três dias de tratamento pago a pessoas de ascendência japonesa no Salão Japonês em Assaí, Paraná (16.000 habitantes), cidade notoriamente conhecida pela presença da comunidade japonesa. Durante esse período, o Mestre Suzuki incentivava seus discípulos a tratar os pacientes livremente a seu próprio critério.

Tive a oportunidade de participar desses treinamentos duas vezes na década de 1990. Isso me fez desenvolver um senso de responsabilidade pelo tratamento, pelas minhas habilidades e uma maior seriedade em relação às habilidades de cada um. A renda obtida nesses treinamentos foi dividida igualmente entre os aprendizes que participaram. E eu prometi a mim mesmo que me aperfeiçoaria cada vez mais como terapeuta.

③ Método Suzuki de tratamento da asma infantil

Um momento memorável em 25 de outubro de 1996: participei do Congresso Mundial de Saúde e Terapias Complementares, no Rio de Janeiro, ocasião em que pude estar com o Mestre Suzuki (Fotos 1 e 2). Nesse evento, o líder da delegação, o Mestre Asaji Suzuki, fez um apelo em prol da disseminação global do método Suzuki de tratamento da asma infantil.

O método de tratamento da asma infantil criado pelo Mestre Suzuki em 1966 utiliza apenas técnicas com as mãos e é altamente eficaz. O primeiro discípulo do Mestre Suzuki, Shichiei Shida, começou a disseminar essa técnica em 1988, oferecendo o tratamento gratuito para asma infantil em escolas públicas primárias de São Paulo.

Em 1991, o primeiro tratamento gratuito de asma infantil foi realizado na filial brasileira da Rissho Kosei-kai do Brasil com a participação de 15 discípulos diretos — entre os quais me incluí — sob a orientação do Mestre Suzuki, ocasião em que 500 pessoas foram tratadas em um dia.

Desde então, há 33 anos, o tratamento tem sido continuado pelo terapeuta Shichiei Shida e seu filho.

Foto 1 – Congresso Mundial de Saúde e Complementares

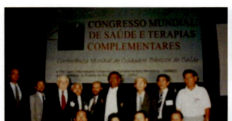

Fonte: o autor

Foto 2 – Autor, Me. Suzuki e Sr. Shida na conferência

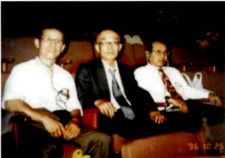

Fonte: o autor

(Foto 1) Na última fila, o primeiro à direita, o Sr. Sadakazu Nakata, o escritor de *O método de cura "Yawara" pelo processo do professor Suzuki*. Em terceiro lugar, o Mestre Asaji Suzuki; em quarto, o presidente da conferência, Sr. Anton Jayasuriya; em quinto, o presidente da Escola de Acupuntura e Shiatsu Sohakuin Dr. Sohak Bastos.

(Foto 2) À direita, o Sr. Shichiei Shida, Mestre Asaji Suzuki ao centro, à esquerda, eu, participando da conferência.

Foto 3 – Autor realizando o tratamento de asma infantil pelo método Suzuki (correção das vértebras torácicas 1-10)

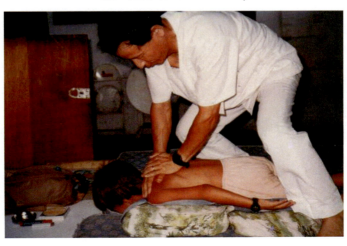

Fonte: o autor

Mostrando as posições do terapeuta e do paciente, durante a correção da coluna torácica no método Suzuki para o tratamento da asma infantil.

Foto 4 – Autor realizando o tratamento de asma infantil pelo método Suzuki (correção das vértebras cervicais 1-3)

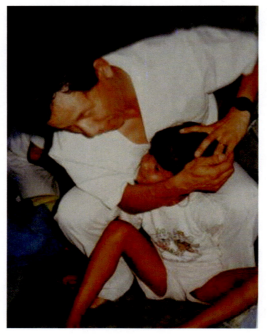

Fonte: o autor

Mostrando as posições do terapeuta e do paciente, durante a correção da coluna cervical, também no método Suzuki de tratamento de asma infantil.

Foto 5 – Prof. Mestre Asaji Suzuki

Foto 6 – O autor com os diplomas em 1992

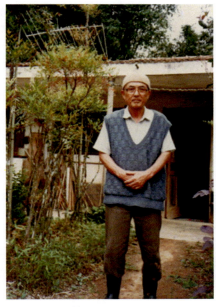

Fonte: o autor

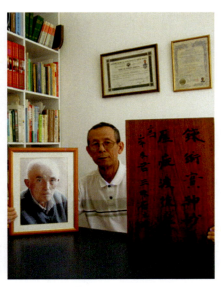

Fonte: o autor

(Foto 5) Apresentando o professor Mestre Asaji Suzuki, na frente da Clínica Suzuki em 1992. Eu era seu aprendiz na época.

(Foto 6) Apresentando o certificado escrito pelo Sr. Suzuki em uma placa de madeira, com a seguinte mensagem para Akira Kishimoto: "Cure doenças por meio das técnicas aprendidas, de forma verdadeira e fiel. Depois, encontrará felicidade". O Sr. Suzuki me ensinou a utilizar seu eficaz método por completo, a técnica de manipulação, da moxabustão, da acupuntura e da moxa bastão para curar doenças. São os métodos que tenho utilizado para tratar meus pacientes.

BIOGRAFIA DO AUTOR

1940   Nasceu na cidade de Kobe, província de Hyogo, no Japão.

1961 - 1962   Veio ao Brasil pela primeira vez, como estagiário da Faculdade de Agronomia de Hyogo, permanecendo durante 11 meses, visitando os agricultores nikkeis.

1964   Formou-se pelo Departamento de Fruticultura da Universidade de Agricultura de Hyogo (atualmente Faculdade de Agricultura da Universidade de Kobe).

1965   Especializou-se em olericultura na Escola de Pesquisas da empresa de sementes Takii.

1965   Ao imigrar para o Brasil, trabalhou numa empresa de sementes, dedicando-se ao melhoramento genético de hortaliças, desenvolvendo novas variedades. Produziu os primeiros híbridos de couve-flor, chamados Jaraguá e Miyai, utilizando a técnica de autoincompatibilidade. Criou também o híbrido de berinjela Nápoli, que há mais de 40 anos ainda é cultivado pelos agricultores. Atuou ainda como engenheiro-agrônomo em consultoria por 31 anos.

1983   Publicou o livro *Interpretação da análise de solo: em hortaliças do Cinturão Verde de São Paulo, em cultura de campo*, em japonês, pela Agência de Cooperação Internacional do Japão (Jica).

1988   Publicou o livro *Progresso da agricultura brasileira, equilíbrio de manejo dos agricultores, caso de desordem no desenvolvimento das culturas e medidas de manejo*, em japonês, pela Jica.

1991   Tornou-se aprendiz do Mestre Asaji Suzuki, passando a estudar seu método por dois anos na Associação Médica Oriental (Andemo).

1992   Recebeu o certificado da Andemo.

1995   Obteve a qualificação oficial de acupunturista da Abaco-Sohaku-in, que foi reconhecida pelo Departamento de Educação do Estado do Rio de Janeiro.

1996	Inaugurou sua clínica de tratamento em Vila Mariana, São Paulo. Posteriormente mudou-se para Vila Clementino, São Paulo.
1999-2000	Concluiu o Módulo 1 do Curso de Aperfeiçoamento em Acupuntura e Moxabustão-"Shinkyu-Dojo", na cidade de São Paulo, totalizando 156 horas. O curso foi conduzido pelo Sr. Yoshihiro Odo, acupunturista profissional devidamente habilitado em acupuntura conforme matrícula de habilitação n.º 17812, pelo governo da metrópole de Tóquio-Japão, e professor de acupuntura e moxabustão diplomado pela Escola Tokyo-Iryô Semmon Gakko em Tóquio-Japão, formado pela International Acupunture College de Tóquio, e pela Kuretaka Academy.
2008	Publicou, em coautoria com o Eng.º Agr.º Kunio Nagai, o livro *Manejo do solo e adubação*, pelo Instituto de Pesquisas Técnicas e Difusões Agropecuárias da Jatak.
2010	Formou-se no "Curso Básico de Massagem Tailandesa" (30 horas), certificado pelo Ministério da Educação da Tailândia.
2015	Escreveu o *Arquivo de Akira Kishimoto*, registro da passagem de seus 50 anos no Brasil.
2020	Publicou, em coautoria com o Eng.º Agr.º Kunio Nagai, o manual: *Novas técnicas agrícolas japonesas*, pela Sociedade Brasileira de Cultura Japonesa e de Assistência Social, Comissão do Prêmio Kiyoshi Yamamoto.
2021	Recebeu o Prêmio Kiyoshi Yamamoto, em sua 50ª edição, da Sociedade Brasileira de Cultura Japonesa e de Assistência Social, pelos trabalhos de melhoramento genético em hortaliças.
2021	Publicou o livro *Compêndio de adubação e nutrição de hortaliças pelo método japonês*, pela editora Appris.

TÉCNICAS UTILIZADAS NOS TRATAMENTOS

1. Método Suzuki de "Yawara/Seitai" (correção de músculos, ligamentos, vértebras cervicais, coluna vertebral, articulações e também do esqueleto na posição correta); moxa bastão, moxabustão com sal e moxabustão direta;
2. Massagem, Shiatsu;
3. Acupuntura (agulhas descartáveis);
4. Moxabustão de vara, moxabustão de sal, moxabustão direta.

TRATAMENTOS

1. Dor de cabeça;
2. Enxaqueca;
3. Torcicolo;
4. Doença de Ménière (técnica Suzuki);
5. Amigdalite;
6. Endurecimento de ombro;
7. Bursites;
8. Tendinite;
9. Dormência dos dedos e dos braços;
10. Problemas na coluna;
11. Dor lombar;
12. Dor ciática;
13. Hérnia de disco;
14. Dor no joelho;
15. Fadiga crônica;
16. Esporão de calcâneo;
17. Bronquite asmática infantil (técnica Suzuki);
18. Dor nas articulações, músculos e ossos;
19. Verrugas;
20. Varizes e outros.

REFERÊNCIAS

ACUPUNTURA COM AGULHA E MOXABUSTÃO, Clinic Minamitani, 2021. Disponível em: https://www.minamitani-c.or.jp/shinyu_post/20210224/. Acesso em: 20 fev. 2025.

ACUPUNTURA E MOXABUSTÃO, Japan Judo Therapy, Acupuncture & Moxibustion Therapy College, 2020. Disponível em: https://www.nihonisen.ac.jp/shinkyu/blog_beauty/?p=7789. Acesso em: 23 jan. 2025.

AMIGDALITE, ja.wikipedia.org, 2017. Disponível em: https://ja.wikipedia.org/wiki/%E5%8F%A3%E8%93%8B%E6%89%81%E6%A1%83. Acesso em: 19 jan. 2025.

AMIGDALITE AGUDA, ja.wikipedia.org, 2017. Disponível em: https://ja.wikipedia.org/wiki/%E6%89%81%E6%A1%83%E7%82%8E#. Acesso em: 19 jan. 2025.

ANATOMY OF LONG BONE, Wikimedia Commons, 2013. Disponível em: https://commons.wikimedia.org/wiki/File:603_Anatomy_of_Long_Bone.jpg. Acesso em: 18 fev. 2025.

ANÃO DE PENFIELD, JUGEM, 2020. Disponível em: vlog:https://greenfroggie.jugem.jp/?eid=334. Acesso em: 19 fev. 2025.

ARCO DO PÉ, clinica A-STYLE, 2015. Disponível em: https://akiyamadonguri.com/blog/783/. Acesso em: 19 jan. 2025.

BIEL, Andrew. *Body navigation*. Tradução de Keizo Sakamoto. Editora IDO-NO--NIPPON-SHA, Inc., 2005. p. 27.

"BO-KYU" (MOXA BASTÃO), Clinic ladies Kotou, 2024. Disponível em: https://ladies-kotou.com/treatment/. Acesso em: 23 jan. 2025.

CÉREBRO, GUIA.HEU, 2025. Disponível em: https://guia.heu.nom.br/cerebro.htm. Acesso em: 18 fev. 2025.

DEDOS, wikipedia, 2025. Disponível em: https://ja.wikipedia.org/wiki/%E6%8C%87. Acesso em: 17 fev. 2025.

DERMATOMAL MAP, RheumaKnowledgy, 2016. Disponível em: https://www.rheumaknowledgy.com/wp-content/uploads/2014/10/Dem-Map.jpg. Acesso em: 19 fev. 2025.

DERMATOMES (frontal), Neupsykey, 2016. Disponível em: https://neupsykey. com/dermatomes-and-muscular-activity/. Acesso em 23 fev. 2025.

DERMATOMES (posterior), Neupsykey, 2016. Disponível em: https://neupsykey. com/dermatomes-and-muscular-activity/. Acesso em: 23 jan. 2025.

DIVERSOS DORES NA PLANTA DO PÉ, clinica Okada, 2017. Disponível em: https:// okada-harikyuu-sekkotu.com/symptomscat/post-1952/. Acesso em: 19 jan. 2025.

DONADI, Gian Camillo; MUGNAI, Valeria. *A cura natural das varizes*. Editora Ground, 1990.

EFEITO DA MOXA DIRETA, Pharmacista, 2019. Disponível em: https://pharmacista.jp/contents/skillup/academic_info/oriental-medicine/3724/. Acesso em: 19 fev. 2025.

ENTORSE MEDIAL DO TORNOZELO DIREITO, CramerJapan,Inc., 2015. Disponível em: https://www.cramer.co.jp/menu_company/information/. Acesso em: 19 jan. 2025.

FASCITE PLANTAR, A Pés Sem Dor, 2023. Disponível em: https://www.pessemdor.com.br/blog/fascite-e-esporao-qual-a-diferenca/. Acesso em: 21 jan. 2025.

GEOGRAFIA DO CÉREBRO HUMANO, PASSEIDIRETO UOL EDTEC, 2025. Disponível em: https://www.passeidireto.com/arquivo/122979166/anatomia-do--cerebro. Acesso em: 16 jan. 2024.

HARA, Shimetaro. Novos estudos sobre moxabustão - comemoração do 100º aniversário. Editora IDO-NO-NIPPON-SHA, Inc., 1982.

HIBIKIAN, "Classificação das fraturas de acordo com o tipo", 2016. Disponível em: vlog: https://www.hibikian.com/blog/4289/. Acesso em: 16 jan. 2025.

HIGUCHI, Teruhiko. A depressão – entrevista do Dr. Teruhiko Higuchi, no artigo do jornal brasileiro Nikkei, 2014.

HOMÚNCULO (2024, p. 1). Disponível em: https://brainlatam.com/blog/homunculo-como-os-trabalhos-de-penfield-contribuiram-para-a-neurociencia-1139. Acesso em: 16 jan. 2024.

HOPPENFELD, Stanley. *Ilustração*: Diagnóstica dos membros e a coluna vertebral. Tradução de Motoo Nojima. Ishi-yaku Publishers, Inc., 1984.

HORI, Yasunori; ABO, Tooru. *No final, seu sistema imunológico irá salvá-lo*. Editora Fuyo-sha, Inc., 2014.

ISOGAI. *Cura de dor abdominal e pulso irregular com a articulação do quadril em um segundo*. Hakusei Shobou Inc., 2006. p. 21.

ISOGAI, Kimiyoshi. *Isogai dynamic therapy*. Editora Maruzen Junkudo Bookstores Co., 1982.

JAPÃO, Ministério de Saúde de Trabalhadores e do Bem-Estar do Japão. *Manual para o aprimoramento da função do sistema motor*. Edição revisada., 2009. p. 20.

KAWAI, Takeo. *Livro sobre a cura de ombros rígidos, dores na lombar e doenças crônica*. Editora Ikeda, Inc., 1994.

KAZUNA, Processo de reparo associado à fratura, 2016. Disponível em: vlog:https://ameblo.jp/aakk0508/entry-12224829548.html. Acesso em: 16 jan. 2025.

KOUDA, Mitsuo. *Doença renal e terapia Kouda*. Editora Sogen sha Inc., 2002.

KOUDA, Mitsuo. *O desalinhamento da coluna vertebral é a causa de todas as doenças*. Editora Sogen sha Inc., 1996.

LESÃO LABRAL, Clinic Yokoyama, 2023. Disponível em: https://clinic-yokoyama.com/blog/%E8%82%A1%E9%96%A2%E7%AF%80%E5%94%87%E6%90%-8D%E5%82%B7/. Acesso em: 19 jan. 2025.

LIGAMENTOS DA ARTICULAÇÃO DO TORNOZELO DIREITO, Minamisunamachi rheumatology & orthopedic clinic, 2024. Disponível em: https://minamisuna-seikei.com /%E8%B6%B3%E3%81%AE%E7%97%9B%E3%81%BF-2/. Acesso em: 19 jan. 2025.

MATSUBARA, Eita. *Método de saúde da coluna vertebral*. Editora Kosaido Publishing Co., 1976.

MORI, Hidetaro. *Introdução à acupuntura*. Editora IDO-NO-NIPPON-SHA, Inc., 1971.

MORI, Kazu (sup.). *Mapa dos pontos de acupuntura*. Editora Ishi-yaku Publishers, Inc., 2004.

MOXA EM CIMA DE OUTROS MATERIAIS, TOKYO EISEI GAKUEN COLLEGE, 2015. Disponível em: https://www.keg.ac.jp/course/oriental_medical/blog/detail/id=2301. Acesso em: 19 fev. 2025.

MOXABUSTÃO COM SAL, Katsumoto-shinkyu clinic, 2023. Disponível em: https://katsumoto-shinkyu.com/salt-moxibustion/. Acesso em: 19 jan. 2025.

MOXABUSTÃO DIRETA, Miyuki Clinic, 2018. Disponível em: https://miyuki--que.com/%E3%81%8A%E7%81%B8%E3%81%AE%E5%8A%B9%E6%9E%-9C%E3%81%A8%E3%81%AF%EF%BC%9F/. Acesso em: 23 jan. 2025.

NAKAMURA, Tatsuzo. *Introdução à moxabustão*. Editora Ishi-yaku Publishers, Inc., 2009.

NAKATA, Sadakazu. *O método de cura de Yawara pelo processo do professor Suzuki*. Organização de Chouji Suzuki. Editora Nacional para o Desenvolvimento da Medicina Oriental do Brasil (Andemo), 1996.

NAKATANI, Yoshio. *Terapia de estimulação dos pontos eficientes*. Editora Kodansha, 1975.

NAMIKOSHI, Tokujiro. *Acabar com a senilidade*: técnica de "Shiatsu". Editora Kodansha, 1997.

NEUROMA DE MORTON. The Japanese Orthopaedic Association, 2025. Disponível em: https://www.joa.or.jp/public/sick/condition/morton_disease.html. Acesso em: 19 jan. 2025.

NISHI, Katsuzo. *Medicina Nishi*: princípios e saúde prática. Tradução de Makoto Nomura. Editora Parma, 1982.

NISHI, Katsuzo. *Lei de saúde para uma vida longa e livre de doenças*. Editora Jitsugyo no Nihon sha, 1953.

OMURA, Yoshiaki. *Prática do teste de O-ring bi-digital*. Editora IDO-NO-NIPPON--SHA, Inc., 1986.

RELAÇÃO DE OSSO DO PÉ, Seikei-shoes Inc., 2018. Disponível em: https://www.seikei-shoes.com/hoko.html. Acesso em: 19 jan. 2025.

SAEED, Sarvatjoo. *Introduction to osteopathic*. Editora Taniguchi Shoten Co., 2003.

SHIROTA, Bunshi. Histórias diversas sobre o tratamento com moxabustão. Editora IDO-NO-NIPPON-SHA, Inc., 1942.

SINUSITE, Hosoda EAR Clinic, 2025. Disponível em: https://www.hosoda-cl.com/wp/wp-content/uploads/2018/10/305.pdf. Acesso em: 19 jan. 2025.

SPORTS DREAM. "Músculos, ossos, tendões e ligamentos", 2018. Disponível em: https://ameblo.jp/lemoned-mh30/entry-12406290548.html. Acesso em: 17 fev. 2025.

TSUKUDA, Takichi. *Dicas para prática de enfermagem*. Editora Tokyo Shoseki Co., 1925.

TSURUIKE, Masaaki; JYO, Katsuya. Processo de cicatrização de tendões e ligamentos danificados, *Boletim*: Universidade de Saúde e Ciências do Esporte de Osaka, v. 32, p. 149-157, 2001.

VARIZES, Hospital Fujimori, 2023. Disponível em: https://www.fujimori-hosp.jp/faq/4530. Acesso em: 21 jan. 2025.

YAMADA, Keki; HIDA, Takehiko. *Enciclopédia de nomes e mecanismos ósseos*. Editora Seibido Shuppan Co., 2012.

https://www.akirakishimoto.com.br

Consultório: Rua Machado Bittencourt, 361, 2º andar, Cj. 205, Vila Clementino, São Paulo/SP, CEP: 04044-905